1905 - 190

EDITION NOUVELLE & COMPLÈTE

LE MÉDECIN DES PEUPLES

La Médecine par les Plantes et les recettes Utiles concernant les soins à donner dans les diverses Maladies.

LES PLANTES & LEUR EMPLOI MÉDICAL

les conseils nécessaires à l'Hygiène

ET A L'ALIMENTATION

PAR LE DOCTEUR GEO DAVIS

PRIX DU VOLUME	2f. 50
FRANCO PAR LA POSTE	2f. 75

EN VENTE AUX BUREAUX DE

LA MÉDECINE PAR LES PLANTES

187, Rue du Temple, 187, PARIS

LE

MÉDECIN DES PEUPLES

1905-1906

ÉDITION NOUVELLE ET COMPLÈTE

LE MÉDECIN DES PEUPLES

La Médecine par les Plantes
et les Recettes utiles concernant les soins à donner dans les diverses maladies
Les Plantes et leur emploi médical
Les Conseils nécessaires à l'hygiène et à l'alimentation

Par le Dr GEO DAVIS

Prix du Volume, **2.50** ; Franco par poste, **2.75**

EN VENTE :

Aux Bureaux de la Médecine par les Plantes

187, Rue du Temple, 187

PARIS

PRÉFACE DE NOTRE LIVRE

" Le Médecin des Peuples "

« Deux ou trois plantes bien appliquées font « souvent un effet plus sûr et moins de violence à « la nature, qu'un amas de drogues qui fermen- « tent dans l'estomac, et qu'un malade a plus de « peine à soutenir que la maladie qui l'afflige. « Beaucoup de personnes très sensées m'ont sou- « vent témoigné qu'elles étaient surprises qu'on « foulât aux pieds, avec tant de négligence et de « mépris, les plantes salutaires que la nature « prodigue dans nos bois et dans nos cam- « pagnes. »

Voilà ce qu'écrivait en 1740, le grand docteur Chomel, médecin du roi et doyen de la Faculté de Médecine de Paris.

Ces paroles sont aujourd'hui plus d'actualité que jamais, à notre époque dans laquelle la chimie a envahi tous les domaines de notre existence et en particulier celui de la médecine. Encore aujourd'hui les médecins dédaignent les simples, les plantes de la bonne nature, pour ne donner à leurs malades que potions, cachets, pilules qui n'ont souvent d'autre mérite que d'abîmer l'estomac de ceux qui les absorbent. Cependant il se produit une réaction, et bien des gens sont venus nous affirmer leur confiance absolue au pouvoir guérissant des plantes. C'est pour revenir à cette bonne vieille médecine naturelle que nous avons écrit ce volume. Avec grand bénéfice nous avons lu l'admirable volume du Dr Cazin sur les plantes indigènes. Nous mentionnons son nom une fois pour toutes, pour ne pas le répéter à chaque page.

Au nom de Cazin, nous ajouterons celui du Dr Duhaumeau, dont le livre nous a servi également

Notre but a été de rendre service à nos lecteurs, et nous serons trop heureux si, par nos conseils, nous parvenons à les soulager et à les guérir de leurs maux.

Nous serons reconnaissants si nos lecteurs et amis nous écrivent pour nous signaler telle plante, tel remède, telle recette utile que nous insérerons au fur et à mesure que les éditions de notre livre se succéderont. Ce volume étant destiné à devenir **le livre de santé** *de la famille, il est nécessaire que chacun y collabore en y apportant le résultat de ses observations, de ses expériences, dont il fera profiter les autres.*

Nous avons donné à notre travail le titre du « **Médecin des Peuples** », *car il est traduit déjà en différentes langues, et partout le succès qu'il obtient nous est une preuve qu'il est bien l'ami de la famille, des hommes, de tous les peuples.*

Notre livre est divisé en cinq parties ou chapitres.

CHAPITRE I

Les plantes et leur emploi médical.

CHAPITRE II

Les maladies et leur traitement par les plantes.

CHAPITRE III

De l'élevage et des soins à donner aux petits enfants.

CHAPITRE IV

Nos aliments et le régime à suivre dans les différentes maladies.

CHAPITRE V

Notions de médecine usuelle et recettes utiles.

PREMIÈRE PARTIE

LES

PLANTES QUI GUÉRISSENT

LES PLANTES DE FRANCE

Leur histoire, leur rôle dans la guérison des Maladies

Absinthe

L'absinthe appelée encore *Herbe sainte*, dans certaines campagnes de France, l'*Herbe aux Vers* en Angleterre et en Allemagne, se rencontre dans les lieux pierreux, incultes, sur le bord des chemins. Toutes ses parties exhalent une odeur forte, très aromatique, pénétrante, non désagréable.

Déjà dans l'antiquité, on employait l'absinthe en médecine, mais cette plante, comme beaucoup d'autres, est tombée dans un injuste oubli, du moins au point de vue médical.

Parmi les effets de l'absinthe, le plus sensible est certainement la stimulation de l'estomac, d'où résulte l'augmentation de l'appétit et l'activité plus grande du travail digestif.

Sous différentes formes, on prescrit avec avantage l'absinthe aux personnes chez lesquelles les fonctions de l'estomac sont lentes, laborieuses, accompagnées de ballonnement. Mais en raison de ses propriétés stimulantes, il ne faut l'administrer qu'à dose modérée.

L'absinthe est diurétique (plante qui fait uriner), on comprend donc que son usage ait été recommandé dans les affections goutteuses et l'hydropisie.

L'absinthe est un des meilleurs vermifuges que nous possédions ; dans l'Ouest de la France on l'emploie beaucoup pour cet usage.

L'abus de l'absinthe produit des désordres sans nombre dans l'organisme humain et souvent même conduit à la folie.

Disons, en passant, que la liqueur d'absinthe préparée en Suisse, dans le Doubs, dans le Jura, n'est pas faite en général avec l'absinthe, mais bien avec les genipis, plantes variées qui n'appartiennent pas à la famille de l'absinthe.

Vin d'Absinthe. — On met 40 grammes de

fleurs et de feuilles d'absinthe, 40 grammes de bonne eau-de-vie, dans un litre de bon vin blanc. On laisse le tout infuser pendant quatre jours. On filtre et on a ainsi un litre de vin d'absinthe.

Pour exciter l'appétit on prend un petit verre de ce vin, une demi-heure avant le repas. *Pour activer la digestion*, prendre ce même petit verre une demi-heure après le repas.

Tisane d'absinthe vermifuge. — Dans un litre d'eau bouillante, on met infuser pendant une heure, 8 grammes de sommités sèches d'absinthe. On passe ensuite le tout. On prend tous les matins un verre de cette tisane très amère.

Aigremoine

L'aigremoine est une plante commune poussant dans les forêts, le long des haies et des buissons. On emploie surtout les feuilles et les sommités fleuries. On la récolte au moment de la floraison, on l'attache en petits paquets que l'on dispose en guirlandes, et on les fait sécher au soleil ou au grenier. C'est un astringent populaire; elle est employée en infusion à la dose de 60 grammes par 500 grammes d'eau; elle sert comme gargarisme au début des angines simples, des amygdalites.

Son emploi est surtout indiqué en médecine vétérinaire ; on lave avec succès toutes les plaies des animaux avec une infusion d'aigremoine.

Ail

Plante fort commune qui pousse à l'état sauvage ou qui est cultivée dans nos jardins. En médecine et dans l'art culinaire on emploie uniquement les bulbes d'ail.

Pilé et réduit en pulpe, l'ail entre dans la composition du célèbre *vinaigre antiseptique, dit des quatre voleurs*. En pilant les bulbes de l'ail avec de la graisse et de l'huile, on obtient un onguent nommé *Moutarde du diable, Huile d'ail* qui est un puissant résolutif des humeurs froides.

Pris à l'intérieur, l'ail peut être regardé comme un stimulant des voies digestives ; son odeur se communique à l'haleine, à la sueur, aux gaz intestinaux et même aux plaies.

L'ail est plutôt un assaisonnement, un condiment, qu'un élément ; on le fait entrer dans une infinité de sauces et de ragoûts ; dans plusieurs contrées, les paysans en frottent leur pain. Broyé avec de l'huile, il constitue l'ailoly des Provençaux. Il agit sur l'économie en stimulant l'appétit, facilitant la digestion et l'expulsion des gaz.

Contre les douleurs rhumatismales on peut se servir avec succès de cataplasmes d'ail.

L'introduction d'une gousse d'ail dans le rectum est un moyen souvent employé par les prisonniers et les soldats qui veulent ainsi acquérir une fièvre légère qui doit les conduire à l'hôpital.

Les frictions de pulpe et d'huile d'ail sont souvent employées contre la gale, la teigne, les cors aux pieds.

Airelle ou Myrtille

Petit sous-arbrisseau commun dans beaucoup de régions montueuses, boisées, ombragées, un peu humides. Le fruit est de la grosseur d'une groseille, lisse, d'un noir bleuâtre très foncé et couvert d'une poussière glauque. Quand on l'écrase, il tache en un violet vineux. Les baies sont un peu sucrées, acidulées ; on les mange en abondance comme rafraîchissantes.

En les écrasant on obtient un suc qui est excellent pour guérir toutes les diarrhées et surtout celles des enfants.

Aloès

L'aloès est une plante des pays chauds, originaire de l'Afrique tropicale et surtout du Cap de Bonne Espérance. On la cultive aussi à Malte, en Sicile et dans l'Italie méridionale. Il faudrait au moins quarante pages pour énumérer toutes les préparations médicales dont l'aloès fait et surtout faisait partie.

L'aloès exerce sur l'appétit et sur le fonctionnement de l'estomac une influence manifestement stimulatrice : Mais ces *propriétés apéritives et digestives* ne se manifestent qu'à la condition de prendre l'aloès à petites doses et d'une manière un peu soutenue.

Emploi de l'aloès comme médicament de l'estomac. — De toute antiquité on a reconnu que sous l'influence de l'aloès l'appétit se relève d'une manière notable. La diminution de l'appétit, la lenteur des digestions, l'état de constipation, la dyspepsie des convalescents s'accommodent surtout de l'aloès, et il est à désirer que l'aloès reprenne dans le traitement des maladies de l'estomac la place importante qu'il occupait jadis et dont il a été dépossédé, on ne sait trop pourquoi. Tous nos lecteurs trouveront dans notre maison de Paris, l'*Elixir de longue vie*, dans lequel on a réuni ces précieuses qualités de l'aloès.

Emploi de l'aloès comme purgatif. — C'est le purgatif par excellence des gens lymphatiques, mous, peu irritables.

Il faut toujours se rappeler que l'aloès purge lentement.

Les doses purgatives de ce médicament varient pour l'adulte entre 0.25 centigrammes et 1 gramme.

Emploi de l'aloès dans les maladies de foie. — Tous les malades ayant des maladies de foie se trouveront bien de prendre de l'aloès, car il dégorge le foie en augmentant la sécrétion de la bile.

L'aloès est contre indiquée chez les femmes enceintes et chez celles qui sont sujettes aux hémorrhagies de l'utérus; chez les individus atteints de dysenterie et d'hémorrhagies intestinales; enfin chez les malades atteints de rétention d'urine, de pissement de sang et de calculs urinaires.

Amande

Il existe deux espèces d'amandes : les amandes douces et les amandes amères. L'huile d'amande douce est un excellent laxatif, à la dose de 30 à 60 grammes, elle constitue le plus agréable des purgatifs pour les enfants.

Les taches de rousseur du visage et des mains disparaissent par des frictions d'amandes douces et amères pilées ensemble.

Anémone

C'est une plante qui pousse dans presque tous les prés secs. La plante pilée, fraîche et appliquée sur la peau y produit de l'érythème et de la vésication. On pourrait donc dans les campagnes se servir de l'anémone, si on n'avait pas sous la main des sinapismes ou des vésicatoires. Dans la médecine homeopathique on se sert beaucoup de l'anémone contre les maladies du système nerveux.

Les feuilles sèches réduites en poudre font éternuer.

L'eau distillée d'anémone fait disparaître les taches de rousseur.

Angélique

L'angélique est une belle plante que l'on cultive dans les jardins à cause de sa beauté, de son odeur et de sa saveur aromatiques.

Cette plante est utile dans tous les cas dans lesquels l'estomac a besoin d'être stimulé.

Une bonne tasse d'angélique après les repas facilite singulièrement la digestion.

L'angélique entre dans la composition de plusieurs liqueurs, parmi lesquelles nous citerons la Chartreuse, le Raspail, le Vespetro, l'eau de Mélisse des Carmes, etc.

On fait avec l'angélique une liqueur très agréable et d'une préparation très facile, dont voici la formule :

Semences d'angélique . .	30 gr.
Tiges d'angélique récentes	30 —
Amandes amères, émondées concassées . . .	60 gr.
Sucre blanc	1500 gr.
Alcool à 60°	6 litres
Eau	1 litre

On laisse macérer le tout pendant huit jours et on filtre. En prendre un verre à liqueur après chaque repas.

L'angélique est très utile dans la dyspepsie, le manque d'appétit, le tremblement des membres, l'hystérie, les pertes blanches, les scrofules, le rachitisme, etc. On la donne aussi avec avantage dans la dernière période des bronchites aiguës, dans les bronchites chroniques pour faciliter l'expectoration et pour fortifier la muqueuse pulmonaire.

C'est une plante précieuse, trop peu employée. Si cette plante avait le mérite d'être étrangère, elle se vendrait au poids de l'or. Il est pénible de constater qu'une plante si active et si riche en propriétés soit si peu usitée de nos jours, tandis qu'on adopte avec enthousiasme quelques remèdes exotiques, dont la nouveauté, la rareté et la cherté font seules tout le mérite.

On cite le cas d'Annibal Camoux, de Nice, qui mourut à Marseille en 1759, à l'âge de 121 ans et 3 mois et qui attribuait sa longévité à la racine d'angélique qu'il mâchait habituellement.

Tous nos lecteurs trouveront de l'excellente angélique en écrivant directement à notre maison de Paris, 187, rue du Temple.

Anis vert

C'est une plante qui croît spontanément en Sicile, en Italie : on la cultive en France, surtout en Touraine et dans les départements méridionaux où l'on en fait des semis considérables.

Depuis l'antiquité la plus reculée, l'anis a occupé une grande place dans la matière médicale.

La semence (seule partie de la plante que l'on emploie) est donnée dans la débilité des voies digestives, la gastralgie, les tranchées des enfants, la dyspepsie, les maux de tête qui dépendent d'un mauvais état des voies digestives, les vertiges et les éblouissements.

Contre les mauvaises digestions, la meilleure manière d'administrer l'anis consiste à le faire prendre sous forme d'infusion chaude, en guise de thé, aussitôt après les repas.

Mais c'est surtout pour chasser *les vents*, soit par le haut, soit par le bas, que l'on emploie le plus communément l'anis.

On dit aussi que l'anis augmente la quantité du lait chez les nourrices : cette propriété ne provient peut-être que de ce que l'anis rend leurs digestions meilleures et plus promptes. Trousseau raconte que des nourrices ont calmé les coliques de leurs nourrissons en buvant elles-mêmes une infusion d'anis.

Les asthmatiques se soulagent en fumant des fruits d'anis.

Dans certains pays on se sert de l'anis dans la fabrication du pain, surtout en Allemagne.

Anis étoilé ou Badiane

Cet arbrisseau originaire de la Chine et du Japon, est regardé par les habitants de ce pays, comme une plante sacrée.

L'anis étoilé possède toutes les propriétés de l'anis vert, auquel on le substitue souvent.

Le fruit a tout-à-fait la forme d'une étoile, d'où son nom.

L'anis étoilé sert à la fabrication de l'anisette et entre aussi pour une grande proportion dans l'absinthe des liquoristes.

L'anisette est une excellente liqueur de table, stomachique et digestive que l'on peut facilement préparer soi-même. Nous croyons être utile à nos lecteurs en leur en donnant le procédé. On prend :

Alcool à 85°	1 litre
Essence d'anis vert. . . .	4 gouttes
Eau distillée	750 gr.
Sucre	500 gr.

On fait fondre le sucre dans l'eau froide, puis on dissout l'essence dans l'alcool et on mêle le tout.

On prend un petit verre de cette liqueur après le repas pour faciliter la digestion.

Armoise

Plante très commune dans tous les lieux incultes : dans les campagnes de France, on l'appelle *Herbe de la Saint-Jean.*

L'armoise est le remède populaire par excellence contre l'arrêt, la suppression des règles : les femmes grecques et romaines l'employaient déjà pour cet usage.

Il est certain que l'armoise facilite l'écoulement des règles, car cette plante a une action spéciale sur l'utérus. Cet organe est souvent le siège d'une foule de troubles nerveux qui font beaucoup souffrir les femmes, pour cela on prend soit des injections vaginales ou rectales avec une infusion d'armoise (100 gr. d'armoise par litre d'eau bouillante).

Quand une femme ou une jeune fille souffrira pour avoir ses règles, il faudra mettre 30 grammes d'armoise dans un litre d'eau bouillante et la malade boira ce litre dans sa journée.

Lorsque les règles ont disparu (aménorrhée) le meilleur moyen pour les faire revenir est de prendre une forte décoction des sommités d'armoise tiède, le matin pendant les dix jours qui précèdent l'époque habituelle des règles.

On a recommandé l'armoise contre les *convulsions*, pendant la première dentition, 2 centigrammes et demi de poudre de racine d'armoise mêlée à 25 centigrammes de sucre pulvérisé. Cette dose est donnée d'heure en heure. On l'augmente graduellement jusqu'à 10 centigrammes.

On a également obtenu de bons résultats dans le traitement de *l'épilepsie*, en donnant 4 fois par jour 1 cuillerée à café du mélange de 15 gr. de poudre de racine d'armoise et de 300 gr. de sucre.

Arnica

C'est une plante qui croît abondamment sur toutes les montagnes de la France. De tous les animaux qui habitent les montagnes où croît l'arnica, les chèvres seules le recherchent et s'en nourrissent. La fleur est la seule partie usitée. Les paysans des montagnes la fument en guise de tabac, d'où le nom de *Tabac des Vosges*, qu'on lui donne quelquefois. Cette plante est surtout employée contre les accidents résultant de *chûtes* (d'où *son nom d'herbe aux chûtes*), de *commotions*, de *contusions*, d'*extravasions* sanguines.

Dans les contusions, on applique des compresses de teinture d'arnica, quelquefois pure, mais le plus souvent mélangée de partie égale d'eau. Elle empêche la coagulation du sang extravasé dans les tissus sous-cutanés et facilite sa résorption ; aussi importe-t-il d'en faire l'application le plus tôt possible après l'accident. Quand on veut panser une plaie ou une blessure ayant saigné, il faut mélanger la teinture avec 3 ou 4 fois son volume d'eau.

On donne aussi l'arnica à l'intérieur comme stimulant et vulnéraire, soit une infusion de 2 à 3 grammes de fleurs d'arnica, soit une vingtaine de gouttes de teinture dans un peu d'eau. Mais donnée à l'intérieur, cette plante ne doit être employée qu'avec beaucoup de prudence.

On l'appelait aussi le *quinquina des pauvres* parce que cette plante avait la réputation de guérir les fièvres intermittentes

Pour cette plante, comme pour beaucoup d'autres, on se demande pourquoi elle est tombée dans le plus grand discrédit après avoir joui d'une grande vogue.

Artichaut

Les anciens, qui étudiaient, avec un soin que nous avons bien désappris les propriétés thérapeutiques (médicales) des aliments les plus vulgaires, employaient l'artichaut chaque fois qu'ils voulaient obtenir une modification de la sécrétion urinaire.

Aujourd'hui l'artichaut n'entre que dans notre alimentation ; c'est un aliment sain, agréable, d'une saveur relevée et légèrement âcre, d'une digestion facile et qui, par suite, convient à tous les estomacs, même à celui des convalescents.

Un médecin distingué a employé l'artichaut avec succès contre les *diarrhées*, qu'aucun médicament ne pouvait arrêter. A un enfant de 7 ans, qui avait la diarrhée depuis 6 mois, il prescrivit de manger, chaque jour 4 artichauts crus à la poivrade. Six jours après, la diarrhée avait disparu. On cite également le cas d'une diarrhée datant de 6 ans qui cessa par l'usage quotidien d'artichauts crus. On peut comprendre cette propriété en se rappelant que l'artichaut contient beaucoup de tannin, c'est donc un excellent astringent.

Les fleurs caillent le lait, sans conséquence fâcheuse pour le petit lait, aussi les Arabes s'en servent pour la fabrication de leurs fromages.

Assa-Fœtida

Cette plante peut être employée avec succès contre les coliques venteuses, la constipation des vieillards sous forme de lavement, dont voici la formule :

Assa-fœtida . . . . . . 5 grammes
Jaune d'œuf . . . . . . nº 1
Décoction de guimauves . 250 grammes

Pour préserver les chevaux des mouches, oignez-les de la solution suivante : 60 grammes d'assa-fœtida, infusée dans un plein verre de vinaigre, auquel on ajoute deux verres d'eau.

Asperge

L'asperge, connue déjà dans l'antiquité, est un aliment léger et agréable, utile surtout aux convalescents. Peu réparateur en lui-même, ce légume excite favorablement l'appétit et le goût par son amertume et son parfum devient une sorte d'apéritif.

L'asperge a une grande influence sur les organes urinaires. Tout le monde connaît l'odeur repoussante communiquée à l'urine par l'ingestion d'asperges. Cette odeur se change en odeur de violette par l'addition de quelques gouttes d'essence de térébenthine.

Avec succès l'asperge sera employée dans les maladies de cœur, dans les hydropisies, chaque fois qu'il sera nécessaire d'augmenter la quantité d'urine émise. Mais l'asperge doit être interdite à toutes les personnes atteintes d'affections aiguës des organes urinaires.

Pour combattre les maladies de cœur, l'hydropisie, l'embonpoint excessif, on mettra 50 gr. de racines d'asperges en décoction dans 1 litre d'eau. On boira 3 verres par jour de cette décoction, entre les repas.

Avoine

Dans nos pays l'avoine sert principalement à la nourriture des chevaux ; elle est plus nourrissante que le foin et possède des qualités excitantes utiles à ces animaux, dans les climats tempérés. L'avoine augmente considérablement le lait des vaches.

La bouillie d'avoine servait déjà à la nourriture des anciens Germains. Dans certains pays, surtout en Ecosse, on mange encore beaucoup de farine d'avoine. Sous le nom de *podrige* elle est devenue le plat national des Ecossais et c'est à son usage quotidien qu'il doivent d'être une des nations les plus endurantes et les plus robustes de la terre.

Cette bouillie de farine d'avoine constitue un bon aliment pour les convalescents et les enfants en bas-âge. Elle rend service aux nourrices qui n'ont pas assez de lait ; elle peut être très utile aussi au moment du sevrage. Tous nos lecteurs désirant employer cette farine d'avoine, n'auront qu'à envoyer un mandat-poste de 3 francs au directeur de notre maison de Paris, 187, rue du Temple.

La tisane d'avoine rend de grands services dans le traitement de l'hydropisie ; pour cela il faut mettre 2 fortes poignées d'avoine, en décoction, dans un litre 1/2 d'eau, réduit à un litre. On boira chaque jour un litre de cette tisane.

Pour combattre la constipation et obtenir la guérison des hémorroïdes, on prend, le matin à jeun 2 à 3 tasses de café fait avec de la farine d'avoine torréfiée et réduite en poudre. On peut ajouter à ce café un peu de lait et de sucre.

Et vous paysans, mes lecteurs, quand vous aurez des *points de côté ou un lombago*, appliquez sur les parties douloureuses, de l'avoine entière cuite avec un peu de vinaigre.

Enfin, avec la balle de l'avoine on fait d'excellentes paillasses, d'excellents oreillers surtout pour les enfants, car rien n'est plus mauvais que de se servir pour eux d'oreillers de plume, qui leur donne trop de chaleur à la tête.

Bardane

Plante commune croissant le long des chemins ; c'est un mauvais fourrage et Virgile recommandait déjà d'en purger les prairies.

La racine de bardane étant *sudorifique, diurétique* et *dépurative* a été recommandée dans le *rhumatisme*, la *goutte*, le *catarrhe pulmonaire*, les *dartres et les affections syphilitiques* et à ce sujet on cite toujours l'histoire d'Henri III, roi de France qui fut guéri de la syphilis au moyen de la bardane ordonnée par son médecin Péna. Pour les syphilitiques, si nombreux à notre époque et qui, avec raison redoutent le traitement au mercure et à l'iodure de potassium, au cas d'Henri III j'ajouterai cette cure faite par le Dr Cazin. Un militaire libéré du service militaire, atteint de syphilis tertiaire, vint le trouver. Après une guérison apparente, il lui était survenu des pustules au front (Corona veneris) et des douleurs nocturnes au périoste des tibias (*périostite*) tellement vives que le malade en avait perdu le sommeil. Ce malade était affaibli par deux traitements mercuriels subis dans les hôpitaux militaires. Il fut soumis pendant quelque temps à de fortes sudations pendant 15 jours et pendant cinquante jours il continua la décoction de racines de bardane. (La décoction se fait dans la proportion de 60 grammes de racines de bardane par litre d'eau.) Il fut entièrement guéri.

Un emplâtre bien chaud de feuilles de bardane cuites dans du lait, enlève les douleurs ordinaires. Appliquées sur les plaies, elles les guérissent en peu de temps.

Nous ne saurions trop conseiller aux personnes atteintes d'une maladie de peau de se laver avec de la tisane de racines de bardane.

Que les mères n'oublient pas quand un enfant est atteint de la rougeole, de faire bouillir 25 gr. de racines de bardane dans un demi-litre d'eau et en donnant cette tisane par cuillerées à dessert, de 5 minutes en 5 minutes au petit malade, en deux heures, l'éruption est complète et en tenant leur enfant au chaud, il est guéri au bout de trois jours.

Les feuilles de bardane, sous forme de cataplasmes, ont été appliquées utilement sur les articulations engorgées, les tumeurs blanches, les hémorroïdes, les ulcères, les croûtes de lait, la teigne, d'où le nom populaire d'*Herbe aux teigneux*.

Pour guérir les ulcères rien ne vaut autant que l'onguent de Percy qui se prépare ainsi : On prend un demi-verre de suc de feuilles de bardane non clarifié et autant d'huile d'olive. On triture le tout, on l'agite à froid avec plusieurs balles de plomb dans un vase d'étain. Il en résulte une pommade verte que l'on applique sur ces ulcères variqueux si rebelles à la médecine, avec un peu de charpie, et on recouvre le tout d'une feuille de bardane ; bientôt après on remarque la transformation qui se produit sur l'ulcère.

Dans les campagnes, on mange quelquefois les jeunes racines de bardane, en guise de salade.

Belladone

C'est une plante très dangereuse, qu'on ne doit jamais laisser à la portée des enfants ; car ses fruits rouges semblables à des cerises, excitent leur gourmandise.

On cite toujours deux exemples fameux :

En 1773, quatorze enfants de la Pitié s'empoisonnèrent dans le jardin du Roi en mangeant des baies de belladone.

Le 14 septembre 1813, cent soixante soldats furent empoisonnés pour la même raison dans les environs de Pirna.

La belladone est une plante qui est fort employée en médecine, mais son usage est très dangereux et doit être surveillé par le médecin.

Elle entrait autrefois dans la composition des philtres, aussi jusqu'au Moyen-Age cette plante avait-elle conservé le nom d'*Herbe aux Sorciers*.

Bouillon blanc

Les fleurs et les feuilles entrent dans la médecine courante. Les fleurs de bouillon blanc doivent être récoltées par un temps très sec et très chaud, soumises à un rapide séchage (dessication) puis enfermées et tassées dans des bocaux bien bouchés et tenus à l'abri de la lumière.

Les fleurs s'emploient en *infusion*, mettre 5 grammes de fleurs dans un litre d'eau bouillante. Laisser infuser pendant une demi-heure et passer.

Contre les hémorroïdes et les engelures, on recommande l'*huile de bouillon blanc* que l'on prépare ainsi : fleurs de bouillon, 1 partie ; huile d'olives, 2 parties. Faites digérer à feu doux, puis cuire jusqu'à consomption de l'humidité et passez en exprimant.

Le bouillon blanc fait toujours partie des *espèces pectorales* et surtout dans la *tisane pectorale* ou des quatre fleurs ; une longue expérience a prouvé que cette tisane calme bien la toux.

Les feuilles de bouillon blanc sont appliquées

sur les douleurs en guise de cataplasme. Elles servent également à faire une décoction, très utile dans le lavage de toutes les plaies.

Bourrache

La plante fraîche est supérieure par ses propriétés médicales à la plante sèche, et doit donc être préférée, toutes les fois que l'on peut se la procurer, pour la préparation de la tisane.

La tisane de bourrache se prépare ainsi :

On met 10 grammes de feuilles sèches de bourrache dans un litre d'eau bouillante. On laisse infuser pendant une demi-heure et on passe.

Cette tisane peut être employée dans le rhumatisme, car elle fait transpirer. Mais on l'emploie surtout pour soigner toutes les toux.

La bourrache possède également des propriétés *diurétiques* (qui fait uriner) et surtout des propriétés *dépuratives* ; c'est surtout contre l'eczéma, les éruptions de clous, la gourme chez les enfants, que se manifeste le mieux l'action dépurative de la bourrache. A ce titre, elle peut faire partie de ce *fameux jus d'herbes* auxquels croyaient nos pères et que nous avons eu grand tort d'abandonner. *Notre Elixir aux cent plantes* en vente dans notre maison de Paris, 187, rue du Temple, dépuratif végétal composé de sucs végétaux, contient une assez forte dose de suc de bourrache fraîche.

Dans quelques pays, en Italie par exemple, la bourrache est cultivée comme plante potagère, on fait cuire les feuilles dans l'eau et on les apprête ensuite comme ailleurs les épinards.

Bourse à Pasteur

C'est une plante fort commune qui croît dans tous les lieux incultes ; elle doit être récoltée avant la floraison et autant que possible employée verte. Cette plante rend de grands services aux femmes qui ont des règles trop abondantes ou trop douloureuses. Quand les règles sont douloureuses et difficiles : mettez 50 grammes de bourse à pasteur et 50 grammes d'armoise dans un litre d'eau bouillante. Laissez infuser pendant 10 minutes, passez et buvez un verre de cette infusion toutes les heures. Le Dr Cazin rapporte qu'il a guéri une jeune fille, que les règles trop abondantes avaient amenée à un état d'anémie fort grave, en lui donnant de la bourse à pasteur. La décoction de bourse à pasteur (une poignée d'herbe fraîche pour 1 litre d'eau) prise par tasses de deux heures en deux heures avait arrêté peu à peu l'écoulement en l'espace de deux jours.

Bryone

La bryone étant un poison assez violent et son usage offrant de graves dangers, nous conseillons à nos lecteurs de ne jamais s'en servir qu'avec beaucoup de précaution. Cependant c'est une plante qui peut rendre de grands services, surtout dans le traitement de l'hydropisie.

De nombreux hydropiques ont été guéris en prenant du vin de bryone, qu'on fabrique en faisant macérer 60 grammes dans un litre de vin blanc. On prend 2 cuillerées à soupe de ce vin par jour ; une avant chaque repas, on a ainsi un vin diurétique et laxatif.

Dans l'asthme et dans toutes les affections des voies pulmonaires, pour faciliter l'expectoration, on obtient un bon résultat en mélangeant 4 gr. de bryone et 120 gr. de miel, à donner par petites cuillerées à café.

Pour dissiper les tumeurs, les humeurs froides, les glandes, rien ne vaut comme de légères frictions faites avec la racine fraîche de bryone. Des rhumatismes sur lesquels on appliquait de la pulpe de racine de bryone, ont été guéris promptement.

Le Dr Cazin a employé avec succès sur lui-même, contre la gale, la racine fraîche, pilée et cuite avec du saindoux. Quatre à six frictions suffisent pour obtenir la guérison.

La bryone est aussi utile dans une foule de cas, pour remplacer les vomitifs, les purgatifs et les diurétiques les plus énergiques.

Camomille romaine ou odorante

La camomille est une plante que l'on rencontre presque partout en France. La camomille à fleurs simples, récoltée dans les lieux arides, où elle croît spontanément est préférable à celle que l'on obtient par la culture et dont les fleurs doublent.

La récolte de la camomille se fait en juin et juillet et il ne faut pas choisir les fleurs les plus belles et les plus grandes, mais les plus petites et les moins blanches.

Les fleurs de la camomille sont toniques, stimulantes, fébrifuges, emménagogues, antispasmodiques. Elles conviennent dans les *langueurs d'estomac*, les *digestions difficiles*, les *coliques venteuses*, les *fièvres continues ou intermittentes*, l'*hystérie*, la *chlorose*.

Les anciens Egyptiens, qui connaissaient déjà les propriétés fébrifuges de cette plante, l'avaient dédiée au soleil. On a même constaté que la camomille avait réussi dans des cas dans lesquels le quinquina avait échoué.

L'infusion chaude de camomille est un des meilleurs moyens d'exciter les forces de l'estomac et de précipiter une digestion laborieuse ; comme digestif, la camomille est donc un médicament précieux.

Pour faire une bonne infusion de camomille, on verse habituellement une tasse à thé remplie d'eau bouillante sur 4 têtes de camomille.

La camomille facilite également les règles et le nombre est grand des femmes, qui, à l'époque de leurs règles, en prennent tous les soirs une infusion.

On fait avec les fleurs de camomille une huile qui, additionnée de camphre dans les proportions suivantes :

Camphre	10	grammes
Huile de camomille . .	20	—

constitue un liniment très souvent employé avec succès contre les douleurs.

Carotte

La carotte, cultivée dans tous nos jardins, occupe une grande place dans notre alimentation et dans celle des bestiaux que l'on veut engraisser ; c'est un aliment salubre, d'une digestion facile, mais les diabétiques devront s'en abstenir.

Fort employée jadis en médecine, elle est tombée aujourd'hui dans un discrédit assez injuste. Un de nos grands médecins, dans son livre sur les Plantes Médicales, raconte, avoir vu employé avec succès, dans l'*extinction de voix, dans les toux opiniâtres*, le suc de carotte ainsi préparé : On fait cuire trois carottes rouges dans l'eau pendant un quart d'heure. On les râpe ensuite entièrement et l'on tord la pulpe dans un linge. On ajoute par verre de suc extrait, deux verres d'eau pure. Cette dose se prend tiède dans la journée, en trois ou six fois.

La carotte est connue également comme vermifuge ; avant de donner un vermifuge à vos enfants qui ont des vers intestinaux, faites-leur manger pendant 3 jours des carottes, après cela, donnez le vermifuge, son effet sera plus considérable.

Dans les campagnes, la carotte est un remède populaire contre certaines maladies du cheval, telle que la toux opiniâtre, la constipation, la pousse, etc. On la donne coupée en petits morceaux, soit seule, soit mélangée au fourrage.

On a reconnu les bons effets des cataplasmes de pulpe de carotte contre les brûlures et les plaies cancéreuses.

Petite Centaurée

On la rencontre dans toute la France, elle se récolte en juillet ; sa dessication doit s'opérer rapidement. Il faut l'envelopper dans des cornets de papier, afin de conserver la couleur et les propriétés de ses fleurs.

La petite centaurée est tonique, stomachique, fébrifuge : elle a donc les mêmes propriétés que la gentiane.

C'est le remède populaire de nos campagnes pour arrêter les accès de fièvre.

La petite centaurée, sous la forme de *vin de centaurée* (60 gr. de centaurée pour un litre de vin blanc) est un excellent apéritif. En prendre un petit verre une demi-heure avant chaque repas.

Cerfeuil

Le cerfeuil sert surtout aux usages culinaires :

plusieurs animaux, le lapin surtout, en sont très friands.

Nous ne connaissons qu'une seule maladie dans laquelle le cerfeuil peut rendre les plus grands services, dans l'*ophtalmie* et généralement dans toutes les *inflammations de l'œil.*

Nous ne pouvons nous empêcher de raconter l'histoire qui se trouve dans le tome XVI du « Journal de Médecine pratique ». Un médecin avait été appelé auprès d'une jeune fille qui avait une *ophtalmie* (inflammation intense de l'œil droit. Tous les remèdes employés n'avaient donné qu'un soulagement momentané. Les avis d'une commère avaient fini par l'emporter sur ceux du médecin. Depuis la veille, trois heures de l'après-midi, jusqu'à six heures du lendemain matin, des cataplasmes avaient été constamment maintenus sur l'œil malade, l'herbe cuite pendant dix minutes étant placée à nu sur ces parties. De plus, depuis le matin jusqu'au soir, on avait souvent lavé l'œil avec une décoction concentrée de cerfeuil. Ce traitement si simple, continué pendant quelque temps, avait suffi pour produire une cure vraiment surprenante par sa rapidité.

Ce médecin ajoute que soixante malades furent traités de la même manière et toujours avec succès.

Cerisier

Les cerises sont en général digestives et agréables. Elles ont quelque chose de vineux, de sucré et d'acide, qui délecte et rafraîchit ; elles sont amies de l'estomac, excitent l'appétit, favorisent l'évacuation de l'urine, tiennent le ventre libre.

L'infusion de queues de cerises est un diurétique énergique, qui réussit là où beaucoup échouent. Faire bouillir 40 grammes de queues de cerises dans un litre d'eau.

Chêne

L'écorce de chêne est un des astringents les plus énergiques : son emploi à l'intérieur est peu usité, on s'en sert surtout à l'extérieur en injections contre les *pertes blanches* (on fait une décoction de 30 gr. d'écorce de chêne pour un litre d'eau).

On fait avec le gland, le fruit du chêne, un excellent café dit café de gland, stomachique et qui n'est pas excitant comme le vrai café. Il possède des qualités essentiellement hygiéniques et alimentaires.

Le tannin, qu'on retire de l'écorce de chêne,

est employé dans les *hémorragies*, les *diarrhées*, la *dyspepsie*, la *gastralgie*, etc.

Chicorée

La chicorée sauvage a joui autrefois d'une grande réputation ; elle était employée contre les *engorgements du foie*, la *jaunisse* et surtout comme *dépuratif*.

Nous la ferons rentrer dans ce dépuratif populaire que nous conseillons vivement à nos lecteurs. On prend en parties égales assez de feuilles de chicorée, de fumeterre, de cresson et de laitue pour faire 120 grammes de suc. On prend ces 120 grammes le matin à jeun.

Le sirop de chicorée composé avec la rhubarbe s'emploie souvent comme purgatif très commode pour les enfants.

La racine de chicorée, torréfiée et pulvérisée est souvent mélangée au café. Pour reconnaître sa présence, on projette le mélange sur de l'eau, le café reste à la surface, tandis que la poudre de chicorée gagnera rapidement le fond.

Chiendent

La tisane de chiendent, si employée à juste

titre, est émolliente, rafraîchissante, diurétique, antiphlogistique. Associée à la réglisse qui lui sert de matière sucrante, elle constitue, avec la tisane d'orge, la tisane commune des hôpitaux. Elle étanche la soif, modère la chaleur fébrile, diminue la sécheresse de la langue et fait couler librement les urines.

On sait que les chats, les chiens surtout, guidés par leur instinct naturel, mangent les jeunes feuilles du chiendent pour se faire vomir et pour se purger. On a remarqué que les bœufs, si souvent affectés de concrétions biliaires pendant l'hiver, guérissent au printemps en mangeant cette plante dans les pâturages. Les bouchers trouvent souvent, depuis le mois de novembre jusqu'en avril, des pierres biliaires dans la vésicule des bœufs ; ils n'en trouvent plus depuis les mois d'avril et mai jusqu'en octobre.

Chou

L'histoire médicale du chou est curieuse, mais elle serait trop longue à raconter. Dans l'antiquité le chou était considéré comme le remède universel. Hippocrate prescrivait le chou cuit avec du miel dans la colique et la dyssenterie.

Les Athéniennes mangeaient du chou pendant qu'elles étaient en couches.

Caton l'Ancien, qui haïssait les médecins, accordait au chou des vertus merveilleuses : il crut que lui et sa famille avaient été préservés de la peste par l'usage de cette plante et que les Romains lui durent l'avantage de se passer, pendant six cents ans, de médecins qu'ils avaient expulsés de leur territoire. Cazin raconte que l'enthousiasme pour le chou a été porté si loin qu'on a été jusqu'à attribuer à l'urine des personnes qui s'en nourrissaient, la vertu de guérir les dartres, les fistules, les cancers. Cette croyance existe encore chez les habitants des campagnes.

Le chou est maintenant déchu de son antique réputation : maintenant il appartient uniquement au domaine de la cuisine.

Les feuilles de chou appliquées chaudes sur la poitrine ont fait disparaître des points de côté. On dit aussi que la sève du chou que l'on recueille en faisant une incision dans la tige, est d'une grande efficacité pour faire disparaître les verrues. Des feuilles de chou chaudes, appliquées sur les seins, dissipent les engorgements qui surviennent à la suite des couches et s'opposent à l'accumulation du lait chez les femmes qui n'allaitent pas.

L'application de ces feuilles sur les plaies des

vésicatoires excite une exhalation séreuse abondande.

Enfin, dans le rhumatisme on recommande beaucoup le cataplasme de feuilles de chou, que l'on a réunies au nombre de 5 à 6, en les faufilant ensemble, après avoir enlevé la grosse nervure médiane. On les met devant le feu et on les applique sur la partie malade. Il faut les renouveler toutes les deux heures.

Citron

Le citron sert à faire *la limonade*, que l'on prépare de deux manières : 1° On coupe le citron en deux moitiés que l'on exprime avec la main, pour en faire tomber le suc dans de l'eau, que l'on sucre ensuite à volonté; 2° on coupe le citron tout entier en tranches minces, que l'on reçoit dans une théière, et l'on verse dessus une certaine quantité d'eau bouillante, on laisse infuser jusqu'à refroidissement.

Il ne faut pas abuser de la limonade dans les pays chauds, car c'est une des causes les plus fréquentes de la dysenterie. Pour éviter cet inconvénient, il faut l'additionner d'un peu d'eau-de-vie, de rhum ou de vin de Madère. On obtient ainsi une boisson rafraîchissante et tonique.

L'abus du suc de citron nuit à la santé.

Dans les pays méridionaux, des femmes mangent ou sucent des citrons pour se faire maigrir; elles maigrissent en effet mais en s'anémiant et en se donnant des maladies d'estomac plus ou moins graves.

Avec succès, beaucoup de personnes se défendent contre le mal de mer en suçant de temps en temps le fruit fraîchement coupé du citronnier. Ce qu'il y a de certain, c'est que pendant qu'on a le mal de mer, toutes les odeurs vous répugnent, l'odeur seule du citron est agréable.

Les limonades plaisent beaucoup aux malades qui se dégoûtent vite des tisanes fades et des préparations sucrées. Aussi c'est avec raison que l'on donnera de la limonade dans tous les états fébriles, avec soif ardente et urines rares; mais il ne faudra jamais en donner quand la fièvre est accompagnée de diarrhée, car le jus de citron l'augmenterait encore.

Les préparations de citron sont également fort utiles dans toutes les maladies de foie.

On dit aussi que le citron est très utile dans les cas d'hydropisie et certain médecin russe prétend avoir guéri des hydropiques en leur faisant prendre depuis un, jusqu'à dix-huit citrons par jour.

Le jus de citron pris à l'intérieur, calme souvent la migraine : pour cela on exprime le jus de citron dans une tasse de café.

Dans le pays où croît le citronnier, on vante le citron contre les douleurs névralgiques et rhumatismales. On frictionne avec la moitié d'un citron la partie douloureuse.

Le jus de citron est utile dans le traitement de toutes les maladies inflammatoires de la bouche et de la gorge, mais son usage prolongé a l'inconvénient d'agacer les dents et d'attaquer leur émail.

On peut conserver des citrons pendant plusieurs années en les mettant dans le sel, dans la saumure ou seulement dans l'eau de mer.

Citrouille

La courge, le potiron, la pastèque, appartiennent à la même famille que la citrouille et en possèdent les mêmes propriétés. La citrouille comme aliment convient aux jeunes gens, aux tempéraments sanguins et bilieux; mais elle est nuisible aux estomacs faibles, aux personnes qui mènent une vie sédentaire et à celles qui sont sujettes aux flatuosités.

On emploie la pulpe du fruit dans les brûlures du 1er degré.

Mais les semences de citrouille sont célèbres à cause de leurs propriétés vermifuges, surtout contre le tœnia. Dans ce cas, il faut administrer au malade 30 gr. de semence de citrouille pilée avec autant de sucre et cela deux jours de suite. On aura soin de ne donner que du lait comme alimentation, et 2 heures après l'absorption de la 2e portion de semences de citrouille, il faudra avaler 40 gr. d'huile de ricin.

Coing

La gelée, la compote, le sirop de coing qu'on prépare avec son suc associé au sucre, le vin dans lequel on fait macérer ce fruit coupé en tranches, sont d'un usage très utile aux personnes faibles, aux convalescents, aux vieillards.

Le coing constipe : aussi son emploi dans ces différentes préparations est-il tout indiqué dans le traitement de toutes les diarrhées.

On fait avec les feuilles de cet arbre, une décoction utile en injection contre les pertes blanches.

Colchique

Le colchique est une plante commune qu'on trouve dans les prairies et les pâturages humides. Elle fleurit au commencement d'octobre.

Vanté par les uns outre mesure, discrédité par les autres sans fondement, le colchique compte encore au nombre des médicaments utiles. Il rend des services réels dans le rhumatisme, surtout dans la goutte.

Nous donnerons la meilleure manière de préparer le vin de colchique, si utile aux goutteux et aux rhumatisants.

Bulbes de colchique. . . .	30 gr.
Feuilles de frêne.	30 gr.
Vin de Malaga	500 gr.

Faites macérer 8 jours; filtrez et ajoutez : teinture d'aconit, 8 gr., teinture de digitale, 5 gr.

Une cuillerée à café, matin et soir dans une tasse d'infusion de thé ou de tilleul.

Coquelicot

C'est en 1807, à l'époque du blocus continental alors que la France ne pouvait plus recevoir d'Orient l'opium nécessaire à sa consommation, qu'un savant, en cherchant parmi nos plantes, celle qui pourrait remplacer l'opium, découvrit les propriétés sommifères et calmantes du coquelicot. On peut dire que le coquelicot est l'opium des enfants.

Le coquelicot fait partie, avec la mauve, la guimauve, la violette, le bouillon blanc et le pied de chat, des espèces dites pectorales si souvent employées en tisane dans les maladies de poitrine.

Cresson

Le cresson, vulgairement appelé cresson de fontaine, est une plante vivace qui croît spontanément sur les bords des ruisseaux d'eau vive et que l'on cultive aussi dans les cressonnières. Le cresson renferme une huile volatile sulfo-azotée, un extrait amer de l'iode, du fer, des phosphates. Cresson de fontaine, pour la santé du corps, est un dicton populaire. Il a des propriétés dépuratives, diurétiques et fortifiantes. On l'emploie avec succès contre l'inappétence.

Mâché il raffermit les gencives, excite la sécrétion de la salive, favorise l'expectoration et active la transpiration cutanée.

Le plus ordinairement on administre son suc, 150 gr. par jour, soit seul, soit mêlé avec autant de lait, à prendre le matin à jeûn. On a ainsi un excellent dépuratif. Ce suc de cresson a également une influence heureuse dans le traitement de toutes les maladies de poitrine. Le Dr Massé a guéri pas mal de phtisiques en leur recommandant de boire chaque matin du suc de cresson.

Les feuilles de cresson cuites (et mieux crues et pilées) appliquées en forme de cataplasmes, sur la tête des enfants ayant de la teigne ou de la gourme, ont donné de bons résultats.

Si vous souffrez de saignement, de ramollissement des gencives, mâchez des feuilles de cresson.

Digitale

La digitale est ainsi appelée parce que sa corolle ressemble plus ou moins à un doigt de gant ou à un dé à coudre : de là les noms de *digitale*, *doigt de Notre-Dame*, *gant de Notre-Dame*. On la cultive dans les jardins autant pour son bel aspect que pour son utilité médicale.

Suivant qu'on l'emploie à doses faibles ou à doses élevées, la digitale produit des effets tout-à-fait différents. De petites doses ne déterminent aucun dérangement sur la muqueuse gastrique, elles sont lentement absorbées et n'agissent qu'au bout de 24 à 36 heures. Après ce laps de temps, on observe le ralentissement des battements du cœur, la régularité du pouls, la diminution des mouvements respiratoires, l'abaissement de la température et l'augmentation de l'urine. A doses élevées, ce médicament a une action tout-à-fait contraire. On observe alors la précipitation et l'irrégularité des battements du cœur, la rapidité des mouvements respiratoires, l'élévation de la température et la suppression des urines. La digitale est un des médicaments les plus précieux contre les maladies organiques et non organiques du cœur.

Mais c'est un médicament dangereux dont l'emploi doit être surveillé avec beaucoup d'attention.

Nons avons dit que la digitale est un puissant diurétique, produisant de bons effets dans l'hydropisie. Pour cela on prépare une infusion de 4 gr. de feuilles pour 1 litre d'eau bouillante : on boit 3 tasses à café par jour de cette préparation.

Pour obtenir un effet spécial sur le cœur, il faut 12 gr. de feuilles à faire infuser dans un litre d'eau ; à prendre 4 tasses à café par jour.

Epine vinette

Cet arbuste croît partout : les vaches et les chèvres broutent ses feuilles avec avidité.

Les fleurs présentent une curieuse propriété : les étamines sont douées d'une irritabilité telle qu'au plus léger attouchement, elles se contractent et se portent aussitôt vers le pistil, où elles demeurent fixées pendant un certain temps, comme pour le garantir de toute atteinte extérieure.

De même les émanations de la fleur font naître la rouille sur les céréales plantées aux alentours de l'épine vinette.

On emploie l'épine vinette dans le traitement de la dysenterie et de toutes les fièvres intermittentes. Pour cela on met 60 gr. de fruits d'épine vinette dans un litre d'eau et on boit cette boisson par tasses à café.

Eucalyptus

L'eucalyptus est originaire de l'Australie; d'une croissance rapide, il peut arriver à 80 mètres de hauteur. Il a été planté dans les terrains incultes de la Provence, de l'Espagne et de l'Italie et, tout en étant une source de revenus, il a été aussi une puissante condition de salubrité pour ces pays marécageux.

On n'emploie que les feuilles qui contiennent un principe amer et une essence connue sous le nom d'*eucalyptol*.

L'eucalyptus a des propriétés fébrifuges incontestables, désinfectantes et antiseptiques. Il est en outre un sédatif nerveux fort utile dans l'angine de poitrine, l'asthme, les catarrhes des bronches, la toux de la tuberculose, de la coqueluche.

Les formes et les doses suivant lesquelles on prescrit l'eucalyptus changent avec les indications. L'infusion ou la décoction de 20 grammes de feuilles par litre d'eau s'emploie en boissons dans les affections catarrhales, la même infusion de 100 grammes par litre s'emploie par la bouche comme fébrifuge.

L'essence d'eucalyptus peut avantageusement corriger le goût et l'odeur désagréable de l'huile de foie de morue.

Huile de foie de morue . . .	1 litre
Essence d'eucalyptus	1 gr.

Ainsi aromatisée, l'huile ne possède ni l'odeur, ni la saveur qui lui sont propres. Elle est prise sans dégoût, avec facilité, et ne laisse dans l'arrière-bouche comme sur la langue que le goût de l'essence qu'elle renferme.

On emploie beaucoup les cigarettes faites avec des feuilles hachées d'eucalyptus. Par leur usage, les vapeurs d'essence pénètrent directement dans les voies respiratoires : quand elles sont à faible dose, elles sont agréables et calment la toux.

Fenouil

Le fenouil croît en France et en Italie, dans les terrains pierreux : on le cultive aussi dans les jardins.

Le fenouil est excitant; on peut donc l'employer chaque fois qu'il y aura nécessité d'exercer une action excitante sur l'organisme. C'est à ce titre que la semence de fenouil (130 grammes en infusion dans un litre d'eau) active la sécrétion du lait chez les mères qui viennent à en manquer.

Avec les feuilles et les sommités du fenouil on fait des cataplasmes résolutifs qu'on applique principalement contre les engorgements mammaires.

On fait également un *vin de fenouil* (60 gr. de semences à faire macérer pendant 8 jours dans un litre de vin) très utile contre l'anémie. On en donne 6 cuillerées à soupe par jour, 2 avant chaque repas.

On reconnaît généralement au fenouil les propriétés de provoquer la sécrétion des urines, d'exciter l'écoulement des règles, d'arrêter le hoquet, le vomissement et surtout d'activer les fonctions digestives et d'expulser les vents qui s'accumulent fréquemment dans le tube intestinal.

Fougère mâle

Dès la plus haute antiquité, on connaissait les propriétés médicinales de la fougère et en particulier son action vermifuge contre le tœnia.

La poudre est la préparation la plus simple, la plus économique et qui se trouve partout. On la prend à la dose de 12 gr. et plus, à jeûn dans 200 gr. d'eau. Deux heures après on prend 50 gr d'huile de ricin.

Nous avons à Paris une excellente préparation contre le ver solitaire. Le prix du flacon est de 5 francs qu'on enverra au Directeur de la Clinique Médicale par les plantes, 187, rue du Temple. On peut être certain du résultat.

Dans certains pays de l'Europe, on mange les

jeunes pousses de fougère mâle comme les asperges.

La fougère, mêlée à la paille, offre une bonne nourriture pour les troupeaux.

Les feuilles servent également à faire des coussins pour les enfants, ce qui est beaucoup plus hygiénique que la plume.

Fraisier

Nous n'avons pas à parler ici de la place considérable que la fraise a prise dans l'alimentation. Comme elle contient beaucoup d'eau et de sucre, la fraise ne convient ni aux dyspeptiques, ni aux obèses, ni aux diabétiques.

Il est certain que le fraisier est diurétique, et Linné, l'illustre naturaliste, ayant fait l'expérience sur lui-même, proclame que la fraise était antigoutteuse. Du reste on a comparé la cure des fraises à la cure des raisins.

Les décoctions de racines de fraisier

Racine.	500 gr.
Eau.	1000 gr.

sont à recommander dans toutes les maladies des voies urinaires et surtout quand il y a difficulté d'uriner. Cette même décoction est utile dans toutes les hémorrhagies intestinales.

L'infusion de feuilles fraîches de fraisier est à recommander contre la diarrhée chronique, et un célèbre médecin américain (dans Southen Med. Journ.) a obtenu de beaux résultats en préparant ainsi cette infusion.

Feuilles vertes de fraisier . .	375 gr.
Bonne eau-de-vie.	1 litre

On fait bouillir jusqu'à réduction de 55 centilitres; on filtre et on donne une cuillerée à soupe du liquide toutes les heures. Ce remède est à recommander à tous les coloniaux qui rapportent de ces régions lointaines des diarrhées tenaces.

Les feuilles pilées, appliquées sur des ulcères ont donné de belles guérisons.

Pour enlever les taches de rousseur et les taches de hâle, on écrase des fraises, on en fait un cataplasme que l'on applique pendant la nuit sur ces taches.

Ajoutons en terminant, que beaucoup de personnes ne peuvent manger des fraises sans être atteintes d'*urticaire* (éruption de boutons).

Framboisier

Toutes les propriétés du fraisier s'appliquent également au framboisier : les framboises sont nutritives, délayantes, adoucissantes et laxatives ; de plus elles agissent sur le système nerveux par leur arôme.

Les feuilles du framboisier sont astringentes, comme celles des ronces elles sont employées comme gargarisme dans les irritations de la gorge.

Frêne

Le frêne est un arbre qui pousse dans toutes les forêts d'Europe : toutes les parties de l'arbre sont utilisées en médecine, mais surtout les feuilles. Les feuilles de frêne doivent être cueillies lorsqu'elles laissent suinter une espèce de gomme visqueuse, ce qui a lieu, selon les climats en mai et juin. On les fait sécher à l'ombre. Les feuilles sèches valent mieux que les vertes.

Le frêne a donc des propriétés thérapeutiques multiples et il serait beaucoup plus en honneur s'il nous venait du fond de la Chine ou de quelque autre contrée lointaine, au lieu de pousser dans nos pays.

L'écorce de frêne a des propriétés fébrifuges remarquables, si bien qu'on l'a surnommée le quinquina d'Europe (en décoction à la dose de 50 gr. d'écorce pour un litre d'eau).

La racine a été également employée avec succès dans le traitement de l'hydropisie.

Voici la composition du remède: on met dans un pot neuf en terre, pouvant contenir 2 litres d'eau, 3 fortes poignées de racines de frêne; on les râcle et coupe en petits morceaux et on fait bouillir jusqu'à réduction de moitié. Le malade doit boire à jeûn et chaque matin, un grand verre de cette eau tiède. Cette tisane produit d'abord un effet purgatif, ensuite une diurèse abondante et enfin une prompte guérison.

Mais il faut surtout insister sur l'action antigoutteuse et antirhumatismale des feuilles de frêne. Voici la meilleure manière du traitement contre le rhumatisme. On fait une décoction de 20 gr. de feuilles sèches de frêne pour 200 gr. d'eau, après l'avoir ou non sucrée et aromatisée (avec une pincée de feuilles de menthe), par tasses à thé, toutes les trois heures, ou seulement le matin à jeûn et le soir après le repas. On fait ce traitement pendant 15 jours.

En répétant ce traitement tous les deux mois par exemple, on peut éviter le retour des attaques de rhumatisme ou de goutte. Pourquoi ne pas citer un cas probant. On nous avait amené un malade, rhumatisant depuis 15 ans et que des attaques successives retenaient presque constamment à la chambre. Après 15 jours de l'usage de l'infusion des feuilles de frêne, il put reprendre son travail.

Fumeterre

Le fumeterre est une plante qui croît partout: sa saveur est fort amère. Elle est regardée comme tonique, fondante, dépurative. On l'emploie dans la jaunisse, les engorgements abdominaux, la scrofule, les dartres.

Il faut surtout l'employer comme dépuratif: pour cela on fait infuser 60 gr. de fumeterre dans un litre d'eau et on en prend un grand verre le matin à jeûn.

Contre les dartres et toutes les maladies de la peau, on fera infuser 60 gr. de fumeterre dans du lait et on lavera les parties dartreuses.

Le fumeterre entre dans la composition du sirop de chicorée.

Fusain

La décoction des fruits et des capsules de fusain (30 grammes par litre d'eau) à laquelle on ajoute un peu de vinaigre, est d'un usage populaire contre la gale. Les vétérinaires emploient la décoction des feuilles, de l'écorce, des capsules dans le vinaigre, en lavage contre la gale des chevaux et de tous les animaux domestiques.

La poudre de semence de fusain répandue sur la tête fait mourir les poux.

Genêt

Cet arbuste, très commun, pousse dans les lieux incultes, sablonneux, les bruyères.

Le genêt est diurétique et purgatif, et a pris une place d'honneur dans la pharmacie anglaise. *Mead* rapporte l'observation d'une dame âgée de 50 ans, atteinte d'une hydropisie ascite contre laquelle elle avait employé en vain une foule de remèdes. La ponction avait été pratiquée trois fois et le ventre n'avait pas tardé à reprendre sa tuméfaction. Une bonne femme de village, lui conseilla de prendre soir et matin, une cuillerée à bouche de semences de moutarde entière, et de boire par dessus 15 gr. de décoction de sommités vertes de genêt. Après 3 jours de l'usage de ce remède, elle fut très soulagée. La médication continuée un certain temps amena une guérison non suivie de récidive.

On fait avec la cendre du genêt un excellent vin diurétique, utile dans l'albuminurie et les maladies des voies urinaires. Pour préparer ce vin, on met 60 gr. de cendre de genêt, en infusion à froid, dans un litre de vin blanc. On filtre et on prend 60 gr. de ce vin 3 fois par jour, avant chaque repas. Les branches tendres, les fleurs peuvent être mis en cataplasme sur les abcès froids, les glandes et toutes les tumeurs scrofuleuses.

Genévrier

Les fruits du genévrier restent verts pendant deux ans, ce n'est qu'à la 3e année qu'ils mûrissent : c'est à cause de la lenteur de leur maturité qu'on voit constamment sur les genévriers des fruits verts et des mûrs. On fait avec les fruits, l'eau-de-vie de genièvre, fort employée dans les pays du Nord. Les Suédois en fabriquent une espèce de bière qu'ils considèrent comme très saine et antiscorbutique.

Les baies du genévrier sont stimulantes, toniques, stomachiques, diurétiques. A petite dose, comme le dit Cazin, elles localisent leur action sur l'estomac ; elles excitent l'appétit, dissipent les gaz et facilitent la digestion.

Prises en infusion (3o gr. pour un litre d'eau) les baies de genévrier augmentent la quantité d'urine émise, à laquelle elles communiquent une odeur de violette. Ces baies seront donc à recommander dans les *pertes blanches*, la *blenorrhagie*, l'*albuminurie et toutes les maladies des voies urinaires*. Elles ont également en infusion une *propriété diaphorétique*, c'est-à-dire que ces baies facilitent la transpiration. Enfin tous les malades atteints des voies pulmonaires (*catarrhes*, *asthme*, *bronchite*, etc.) se trouveront bien de l'usage des baies de genièvre qui sont également *antiasthmatiques*. Mais à dose plus élevée, toutes ces préparations faites avec des baies de genévrier deviennent excitantes au lieu de stimulantes et peuvent provoquer des accidents.

Donc, tous les malades dont la digestion est longue et pénible se trouveront bien de prendre après le repas une infusion de baies de genévrier (3 grammes de baies en infusion dans une tasse à thé remplie d'eau bouillante).

Le genévrier a rendu également de grands services dans le traitement de l'hydropisie et

Trousseau l'a fait entrer dans son fameux vin dimétique. On prépare ce vin en mettant macérer pendant 6 jours 60 grammes de fruits dans un litre de vin blanc. En prendre 100 gr. par jour en deux fois.

Le genièvre est également fort utile dans le traitement de la blenorrhagie et de la gravelle.

Il peut également provoquer le *retour des règles*, voici la formule :

Baies	1 pincée
Thé	—

Pour une tasse d'eau bouillante.

La médecine populaire, dans certains pays marécageux, combat les *accès de fièvre intermittente* à l'aide des baies de genèvrier en nature. Avant l'accès le malade en prend six.

Quand on veut se faire transpirer, on fera bouillir 125 gr. de bois de genévrier râpé dans 1500 gr. d'eau jusqu'à réduction à 1000 gr., on ajoute 125 gr. de vin blanc. On boira ce mélange chaud en 3 fois, pendant la matinée.

On peut brûler des baies de genévrier pour assainir les appartements et chasser les mauvaises odeurs.

Les Allemands mettent dans la choucroute des baies de genévrier. Dans les pays du Nord, on boit beaucoup d'eau-de-vie de genièvre et c'est grâce à elle sans doute que les habitants de ces contrées humides sont préservés des rhumatismes et de la goutte.

On peut fabriquer avec les baies une excellente liqueur stomachique, cordiale, apéritive, que nous recommandons vivement. En voici la formule :

Baies de genièvre	300 gr.
Semences d'anis	8 —
Cannelle fine	4 —
Eau-de-vie	4 litres
Eau	500 —
Sucre	1000 —

Laisser infuser les baies dans l'eau-de-vie pendant 8 jours avec l'anis et la cannelle, passez à travers un tamis et filtrez. En prendre un verre à liqueur une demi-heure avant chaque repas.

Nous recommandons nos boîtes de baies de genévrier qui seront envoyées à tous ceux qui en feront la demande à la Médecine par les Plantes, 187, rue du Temple à Paris. Prix de la boîte : 0 fr. 50.

Gentiane

La gentiane est une plante que l'on trouve particulièrement dans les prairies des montagnes ;

la racine est la seule partie de la plante qui soit employée.

La racine sèche jouit de propriétés toniques remarquables. Elle laisse dans la bouche un goût assez persistant. L'estomac est stimulé au point que la sécrétion du suc gastrique est augmentée dans des proportions notables. Cet organe digère plus vite, le besoin d'aliments devient plus impérieux, la paresse des voies digestives diminue avec une rapidité surprenante. Puis le tube intestinal, à son tour, convenablement lubréfié, se contracte d'une façon assez intense pour vaincre la constipation. Mais en même temps assez régulière pour mettre un terme à la diarrhée.

Pourquoi, comme apéritif, prendre un quinquina, alors que le vin de gentiane est autrement actif et coûte moins cher, puisqu'on peut le préparer soi-même ?

Avant l'apparition de la quinine, c'était à la gentiane qu'on avait recours pour combattre, non sans succès, les accès de fièvre.

En somme, il faut surtout recommander la gentiane comme apéritif et digestif sous la forme de vin de gentiane que l'on prend, soit avant ou après le repas, suivant l'effet que l'on désire obtenir.

Le vin de gentiane se prépare en faisant

macérer pendant 24 heures 30 gr. de racine de gentiane incisée dans 60 gr. d'alcool à 60 degrés ; on ajoute ensuite 1000 gr. de vin rouge, on laisse macérer pendant 10 jours et on filtre.

Grenadier

L'écorce est la seule partie de l'arbre qui doit nous intéresser à cause de son efficacité pour le traitement du ver solitaire.

On met 70 grammes d'écorce fraîche de racine de grenadier dans 750 gr. d'eau. On réduit à 500 gr. par décoction. A prendre en 3 fois à une heure d'intervalle. Cette décoction est prise le matin à jeun après un jour de diète. Deux heures après la dernière dose, on prendra 50 gr. d'huile de ricin.

Groseillier

Les groseilles constituent un aliment assez savoureux, rafraîchissant, très digestible quand on n'en abuse pas, ouvrant l'appétit, facilitant plutôt les garde-robes et légèrement diurétique. Les goutteux, les sujets bilieux ou constipés, se trouveront bien de la cure de groseilles, comparable à celle de raisin.

La gelée de groseilles (et même seulement le suc de groseilles) est un excellent remède populaire contre les brûlures superficielles, en application locale.

La groseille noire, ou cassis sert à faire une liqueur douée de propriétés digestives.

Cazin recommande aux travailleurs des champs la macération dans l'eau fraîche des feuilles et sommités du cassis, comme boisson rafraîchissante pendant les chaleurs de l'été; on y ajoute un peu de sucre, du vin, ou de l'eau-de-vie.

Guimauve

La guimauve est une plante fort employée avec raison dans la médecine des campagnes. L'infusion ou la décoction de racines de guimauve peut être donnée avec succès dans tous les troubles intestinaux, tels que : diarrhée, entérite, dysenterie, etc. Dans les maladies de gorge et dans toutes les affections aiguës des voies respiratoires elle est donnée en gargarisme ou en boisson : elle dépose sur la surface enflammée une sorte d'enduit calmant et tend à diminuer la sécrétion.

Les cataplasmes de feuilles sont très bons

dans toutes les inflammations de la peau. On soulage beaucoup un abcès dentaire, en mettant dessus des lamelles de racines de guimauve fréquemment renouvelées.

On sait aussi que l'on donne aux petits enfants des racines de guimauve à mordre, pour attendrir les gencives et faciliter la dentition.

Houblon

A dose ordinaire, grâce aux principes amers qu'il contient, il excite l'appétit et favorise les digestions; il a également des propriétés dépuratives assez énergiques. On emploie le houblon dans le manque d'appétit, l'affaiblissement des organes digestifs, les affections scrofuleuses, les dartres, les glandes, la goutte, les affections du foie, etc.

Pour traiter ces différentes maladies, on met infuser 30 gr. de feuilles de houblon dans un litre d'eau et on en prend 3 verres par jour, un avant chaque repas.

Ses fruits sont employés par les brasseurs à la fabrication de la bière. On les fait bouillir dans le moût; ils ralentissent la fermentation de la bière, l'empêchent d'aigrir et lui donnent la faculté de se conserver longtemps sans altération. Ils lui impriment en outre une saveur amère, franche et agréable, un arôme particulier qui en facilite la digestion et la rendent une boisson salutaire.

Hysope

L'hysope est une plante qui occupe une grande place dans la médecine des campagnes. Une infusion d'hysope (15 gr. par litre d'eau) est d'une réelle efficacité dans le traitement de l'asthme et dans toutes les affections bronchiques et pulmonaires. L'hysope est utilement employée dans le traitement de l'anémie, de la gastralgie, des maladies de l'estomac (une tasse après chaque repas).

Laitue

Dans l'ancienne médecine, la laitue occupait une grande place. Aujourd'hui on ne reconnaît à la laitue que quelques propriétés adoucissantes et narcotiques. L'infusion de feuilles fraîches de laitue est utile pour laver tous les yeux atteints d'inflammation.

Lamier ou Ortie blanche

Quelques médecins assurent que cette plante constitue le remède le plus efficace contre les pertes blanches. On en fait prendre une infusion saturée (16 gr. pour 500 gr. d'eau bouillante) 3 fois par jour, à la dose de deux petites tasses chaque fois. On continue ce traitement pendant trois semaines et on obtient des résultats remarquables.

Lavande

La lavande est une plante aromatique fréquemment cultivée dans les jardins. Elle est surtout employée dans toutes les affections nerveuses, en infusion (12 gr. de fleurs desséchées pour un litre d'eau). Mais on emploie surtout l'eau distillée de lavande pour la toilette. Lorsqu'on en met une petite quantité dans l'eau, qu'elle aromatise agréablement, elle entretient la fraîcheur du teint, la souplesse de la peau et l'éclat des couleurs.

Les anciens parfumaient leurs bains avec cette plante.

Lichen d'Islande

Le Lichen ou Mousse d'Islande pousse dans les régions montagneuses de l'Europe. Au siècle dernier la réputation populaire dont jouissait le lichen dans les affections de poitrine était immense. Linné et d'autres grands savants attribuaient à ce médicament des propriétés merveilleuses. Encore aujourd'hui nous considérons le lichen comme une substance pectorale très utile dans les bronchites et la phtisie ; non pas, pour guérir la tuberculose, car ce remède est reconnu impuissant à cet effet, mais pour combattre les principaux symptômes de cette affection, savoir : le catarrhe, la toux opiniâtre et la diarrhée chronique.

Avec succès, on donne à tous les tousseurs et bronchiteux la tisane préparée de cette façon. On fait bouillir une pincée de lichen dans un litre d'eau ; on jette cette première décoction qui renferme la presque totalité du principe amer et on lave le lichen avec de l'eau froide ; on le remet sur le feu avec une nouvelle quantité d'eau qu'on fait bouillir pendant une demi-heure et qui doit servir de boisson au malade. On sucre ensuite cette tisane que le malade prendra par tasse à thé.

On prépare également une pâte de lichen qui est tout à la fois nutritive, pectorale, calmante et s'administre avec avantage contre les toux rebelles, les entérites invétérées, les diarrhées chroniques.

Les Lapons mangent le lichen, dont ils sont très friands, après l'avoir dépouillé de ses principes amers.

Lierre terrestre

Le lierre commun a été fort employé en médecine, surtout en infusion (20 grammes de feuilles pour un litre d'eau).

Avec le lichen, le lierre terrestre est renommé pour le traitement des maladies de poitrine : le lierre a même plus d'action que le lichen. Il facilite l'expectoration dans les bronchites; dans les maladies de poitrine, il diminue la sécrétion de ces gros crachats qui font le désespoir du malade.

L'infusion de lierre est également bonne pour toutes les maladies des voies urinaires.

Les feuilles de lierre cuites et employées comme cataplasmes, sont utiles pour arrêter la sécrétion du lait.

A tous les tousseurs et bronchiteux, nous

recommandons de boire chaque jour un litre d'infusion de feuille de lierre.

Lin

Les graines seules intéressent la médecine. Pour faire un bon cataplasme de farine de lin, on prend 60 grammes de farine de lin récente et 250 gr. d'eau. On délaye la farine avec l'eau dans une casserole ; on agite sur le feu jusqu'à ce qu'elle soit cuite et qu'on obtienne une pâte assez épaisse. Si on veut obtenir un cataplasme calmant, on remplace l'eau ordinaire par une décoction de têtes de pavots ou on l'arrose de 40 gouttes de laudanum.

Pour combattre la constipation on peut prendre deux ou trois cuillerées à soupe d'huile de lin, une avant chaque repas. Ou bien, le matin à jeun, on avale une cuillerée à soupe de graines de lin dans un peu d'eau.

Dans le cas de constipation extrême on se trouvera bien de prendre un lavement dans lequel on metira beaucoup de graines de lin cuites.

Maïs

Le Maïs donne une excellente farine qui convient aux convalescents, aux estomacs délicats, aux enfants, aux vieillards, à cause de sa digestion facile. Tous les malades atteints de maladies de poitrine et qui ne cessent de maigrir se trouveront bien de manger, chaque jour, de la farine de maïs délayée et cuite dans le lait.

Marrube

Le docteur Gilbert disait avec raison que le marrube est une des meilleures plantes de l'Europe : il y en a peu qui ont une efficacité certaine dans un aussi grand nombre de maladies diverses. Cette plante a une action tonique certaine ; elle augmente l'action de l'estomac, excite la sécrétion des urines, active la transpiration, facilite l'expectoration des crachats, provoque l'écoulement menstruel, détermine la résolution des tumeurs froides. On obtient donc des résultats sérieux en l'employant dans le traitement des catarrhes chroniques, de l'asthme, des toux opiniâtres et dans le traitement de l'obésité et des maladies du foie.

C'est une plante beaucoup trop négligée par les médecins d'aujourd'hui ; nous recommandons le Marrube préparé sous notre direction et que l'on peut se procurer en envoyant un mandat de

1 franc à M. le Directeur de la Médecine par les Plantes à Paris, 187, rue du Temple.

Pour toutes les plaies et ulcères, on se trouvera bien de les laver matin et soir avec une infusion de Marrube.

L'infusion de Marrube se prépare en mettant 30 gr. de Marrube dans un litre d'eau bouillante. En prendre quatre verres par jour, tiède, s'il s'agit de maladies de poitrine.

Matricaire

Son nom lui vient de *Matris* et rappelle l'usage que les femmes font de cette plante. Cette plante exerce une action puissante et tonique sur l'économie. De l'excitation vive qu'elle imprime au système nerveux résultent des effets antispasmodiques, stomachiques, diurétiques, emménagogues qu'on lui attribue. Elle est devenue célèbre surtout par l'action brillante qu'elle exerce sur l'utérus, en facilitant l'écoulement des règles et en enlevant les douleurs vives que ressent souvent la femme à ses époques.

Cazin raconte l'histoire d'une jeune fille qui souffrait horriblement pour avoir ses règles.

Tous les médicaments essayés n'avaient apporté aucun soulagement. Sur le conseil d'une vieille femme, de demi-heure en demi-heure, elle but un verre de décoction tiède de Matricaire (une poignée de cette plante pour un litre et demi d'eau réduite aux deux tiers par la cuisson) trois ou quatre matins de suite vers l'époque de ses règles. Chaque mois les douleurs diminuèrent et quelques mois après elle était entièrement guérie.

Mauve

Plante bien commune, mais qui rend de grands services surtout à la campagne. C'est la plante adoucissante par excellence et chaque fois que l'on se trouvera en présence d'une inflammation aiguë quelconque, soit de la peau, des yeux, des intestins, de l'estomac, des plaies, etc., on se trouve bien de se servir de la Mauve soit en infusion, en décoction, en cataplasme, en tisane, en lavement, suivant l'effet qu'on désire obtenir.

L'infusion se prépare en mettant 15 gr. de fleurs dans un litre d'eau.

Autrefois (il est regrettable que cette habitude se soit perdue) on faisait manger en guise d'épinards, des feuilles de mauves à tous les malades atteints d'inflammation du tube intestinal, de constipation chronique, de néphrite, en un mot de toute inflammation interne, et on obtenait d'excellents résultats.

Mélilot

Cette plante porte le nom de Mélilot, à cause des abeilles qui aiment beaucoup ses fleurs et donnent ensuite un miel abondant et parfumé.

L'infusion de Mélilot est excellente pour guérir toutes les inflammations des yeux et surtout la conjonctivite.

Mélisse

La Mélisse a reçu des latins le même nom que les abeilles portent dans la langue grecque, probablement à cause de l'avidité de ces insectes pour cette plante. Ses fleurs répandent une odeur aromatique qui se rapproche de celle du citron.

La Mélisse exerce sur le système nerveux une excitation plus ou moins vive, qui est la source des propriétés toniques, céphaliques, cordiales, stomachiques, dont elle est revêtue. La Mélisse fortifie les nerfs, excite la gaieté et relève les forces abattues; elle augmente l'appétit et facilite la digestion. Tous les malades de l'estomac, tous ceux dont la digestion est lente et difficile feront bien de prendre une petite tasse de mélisse après chaque repas (mettre 2 grammes de sommités fleuries dans une tasse à café remplie d'eau bouillante). On recommande la mélisse contre les vertiges, la syncope, la paralysie et toutes les affections nerveuses.

Cette plante forme la base de l'eau de Mélisse des Carmes.

Menthe poivrée

La Menthe poivrée a une odeur pénétrante qu'elle doit à un camphre particulier qu'on retire de la plante, le *Menthol*. La menthe a une saveur chaude et piquante qui détermine sur la langue et dans l'intérieur de la gorge une sensation brûlante, immédiatement suivie d'un sentiment de fraîcheur fort agréable.

Une petite tasse de menthe prise avant les repas, réveille l'appétit. Après les repas une tasse de menthe rend la digestion plus prompte et plus facile. De plus, elle aide beaucoup à l'expulsion des gaz intestinaux. La menthe est donc l'un des meilleurs remèdes contre les douleurs d'estomac.

On s'en sert aussi avec succès pour arrêter les diarrhées chroniques.

L'infusion de menthe convient aux femmes enceintes qui éprouvent des accidents nerveux, de l'insomnie, du manque d'appétit La menthe favorise aussi l'écoulement des règles.

Pour arrêter le lait et éviter l'engorgement, on applique sur les seins des cataplasmes de feuilles de menthe.

Enfin tous les affaiblis, les surmenés, les vieillards, feront bien de prendre de temps en temps une tasse d'infusion de menthe, qui réveillera leurs forces.

Millefeuille

Herbe aux charpentiers ou aux coupures

Cette plante jouit de la réputation de guérir les coupures, d'où son surnom « Herbe aux coupures » (on broie 50 gr. de racine ou de sommités fleuries pour 500 gr. d'eau bouillante) après avoir lavé la plaie de la coupure avec cette infusion, on applique ensuite l'herbe ainsi bouillie. Mais le millefeuille est surtout célèbre par ses propriétés contre les hémorroïdes, et nombreux sont les cas de malades atteints d'hémorroïdes et guéris en prenant chaque jour trois tasses de millefeuille en infusion. Cazin raconte la guérison d'une certaine dame D .., de Boulogne, atteinte de tumeurs hémorroïdales énormes. Perdant après chaque selle une quantité de sang (un demi-verre de sang chaque fois). Toutes les pommades, suppositoires, douches rectales, etc., avaient été essayés sans succès. Une opération avait été décidée. La malade s'y refusa, et, sur les conseils du Dr Cazin, chaque jour elle prit en trois fois une infusion de millefeuille à la dose de 20 gr. pour 500 gr. d'eau bouillante. Quelques semaines après elle était entièrement guérie.

Millepertuis

Le millepertuis, mélangé au lichen, au lierre terrestre, est excellent dans le traitement des maladies des voies pulmonaires. On s'en sert également pour faire revenir les règles (30 gr. dans un litre d'eau bouillante). Mais c'est surtout comme vulnéraire qu'il est célèbre et c'est à ce titre qu'il entre dans la composition du fameux baume du Commandeur. Pour cicatriser les blessures, pour laver les plaies et les ulcères, on fera infuser 50 gr. de millepertuis dans un litre de vin rouge, et on lavera les plaies matin et soir.

Navet

On fait avec la pulpe du navet, cuite et pelée, des cataplasmes qui sont appliqués sur les engelures; ces cataplasmes modèrent les démangeaisons et les inflammations. On fait avec la racine une décoction qu'on sucre avec un sirop adoucissant et qui se donne dans le rhume, la bronchite, la coqueluche. Une pratique assez usuelle à la campagne est de creuser dans un navet une cavité qu'on remplit de sucre, et de prendre par petites cuillerées l'espèce de sirop qui passe à travers le tissu de la racine.

Noyer

L'infusion de feuilles fraîches ou sèches de noyer (20 gr. par litre d'eau, 4 tasses par jour) a donné d'excellents résultats dans le traitement de la scrofule et nombreux sont les cas de guérison que nous pourrions citer. Tous les sujets guéris par ce moyen de plaies scrofuleuses n'ont jamais eu de récidive. Nous avons traité toujours avec succès des enfants atteints de plaies et d'engorgements scrofuleux.

Nous appliquions chaque soir des cataplasmes

de feuilles de noyer sur l'ulcère et l'enfant buvait chaque jour 3 tasses d'une infusion de feuilles fraîches de noyer.

Pour guérir leurs pertes blanches, les femmes prendront, matin et soir, une injection vaginale avec des feuilles de noyer fraîches ou sèches.

Pour toutes les vieilles plaies que rien ne peut guérir, voici une recette qui nous a donné de bons résultats. On fait une forte décoction, mêlée de feuilles de noyer sèches ou vertes, avec de l'écorce de chêne. On lave la plaie 4 fois par jour et chaque fois on laisse dessus une compresse trempée dans cette eau. On obtient la guérison au bout de peu de temps.

Oignon

L'oignon, possédant une action diurétique certaine, peut être employé avec succès dans le traitement de l'hydropisie, de la gravelle, en un mot de toutes les maladies des voies urinaires.

Voici un excellent moyen de guérir les hydropisies. Le malade prend trois soupes au lait par jour pour toute nourriture, en mangeant de l'oignon. Au 8e jour, il se produit une amélioration sensible, au 15e jour, flux abondant d'urines, au 30e jour, guérison dans la plupart des cas, quand ce traitement simple est bien appliqué.

Cazin raconte que les paysans se débarrassent promptement du rhume au moyen d'un oignon cuit sous les cendres, après l'avoir enveloppé dans une feuille de choux, pilé, écrasé, réduit en pulpe et mêlé dans une tasse de décoction chaude d'extrait de réglisse. Cette potion prise matin et soir, calme la toux et facilite l'expectoration.

L'oignon cuit sous la cendre et mangé avec de l'huile ou du beurre est un remède populaire contre l'enrouement.

Extérieurement, on l'applique cuit sous forme de cataplasme, sur les tumeurs inflammatoires, contre les phlegmons, les furoncles ou clous, les brûlures, les panaris.

Un curé de campagne prétend que, par ce moyen, trois jours suffisent pour guérir un panaris. Pour cela, on prend un oignon blanc, cuit dans la cendre, on le coupe en deux et on en entoure le doigt malade. Cette opération doit être renouvelée deux fois par jour.

Le vin d'oignon, qu'on fabrique en laissant macérer 2 oignons dans un litre de vin blanc pendant six jours, est un excellent vermifuge. On en prend 120 gr. tous les matins à jeûn pendant une semaine.

Les oignons, broyés dans du vinaigre, employés

en frictions, font disparaître les taches de rousseur.

En terminant, disons que l'oignon cru est un aliment fort sain, qui, pris avant le repas, augmente l'appétit : mais il ne convient qu'aux estomacs robustes.

Olivier

Pendant les guerres d'Espagne, les officiers de santé français, manquant de quinquina, se servirent d'infusion de feuilles sèches d'olivier pour guérir les *fièvres intermittentes* (faire infuser 60 gr. de feuilles dans un litre d'eau bouillante, pendant 24 heures). L'infusion de feuilles d'olivier est excellente pour laver les plaies et favoriser la cicatrisation.

Dans les cas d'empoisonnement par n'importe quelle substance, on fera prendre au malade quelques cuillerées à soupe d'huile d'olive.

Les lavements d'huile d'olive conviennent dans les coliques qui suivent les accouchements laborieux ou les douleurs qui accompagnent une constipation opiniâtre.

Tous les malades atteints de constipation, de coliques hépatiques ou néphrétiques, de coliques appendiculaires se trouveront bien de prendre chaque matin à jeûn une cuillerée à soupe d'huile d'olive.

Les anciens Romains, en sortant du bain, se frottaient le corps avec de l'huile d'olive pour assouplir les muscles et les articulations. C'est en se frottant tout le corps d'huile d'olive que les athlètes se préparaient à la lutte.

Deux cuillerées d'huile d'olive, mélangées avec un blanc d'œuf et mises sur des brûlures, sont d'un effet très calmant.

Oranger

Les feuilles d'oranger sont antispasmodiques, stomachiques, toniques, fébrifuges et vermifuges. On les emploie avec avantage dans toutes les *maladies de l'estomac* et dans les *maladies nerveuses et convulsives* (hystérie, palpitations de cœur, épilepsie, etc.).

En prenant une tasse chaude d'infusion de feuilles d'oranger, immédiatement après l'ingestion de l'huile de foie de morue, on a un excellent moyen pour la faire tolérer, même chez les estomacs les plus délicats. Pour faire passer le mauvais goût que laisse cette huile dans la bouche, avant de prendre l'huile on mâchera quelques morceaux d'écorce d'orange séchée. Aussitôt l'huile prise, on remettra dans sa bouche un autre morceau d'écorce.

L'amertume de cette écorce a quelque chose de pénétrant qui se substitue avantageusement au goût désagréable de l'huile.

Une tasse d'infusion de feuilles d'oranger (2 gr. de feuilles par 150 gr. d'eau bouillante) prise avant de se mettre au lit, est une excellente préparation pour calmer les nerfs et donner un sommeil paisible.

Les oranges prises soit entre les repas ou aux repas, calment la soif, éveillent l'appétit et facilitent la digestion. Certains médecins ordonnent même de manger une orange à la fin de chaque repas.

Ortie

Chacun connaît l'ortie; son contact avec la peau détermine une démangeaison vive, une piqûre cuisante, douloureuse, puis la formation de papules, dont l'éruption suit constamment la piqûre de l'ortie.

Cette éruption est désignée sous le nom d'urtication. C'est à la suite de cette propriété que l'urtication a été recommandée contre les rhumatismes chroniques, la paralysie, l'apoplexie, l'impuissance, le retour des règles. Pour pratiquer l'urtication, avec la main recouverte d'un gant, on prend une poignée d'orties fraîchement cueillies, et l'on en fouette la partie sur laquelle on veut la produire. On répète cette flagellation lorsque son effet est dissipé, jusqu'à ce qu'on soit arrivé au but désiré. Ce genre de médication peut être utile dans les campagnes.

L'ortie, administrée intérieurement, a une action certaine contre les hémorrhagies utérines (pour cela on prend 150 gr. de suc d'orties matin et soir). Ce suc, introduit sur du coton, dans les narines, arrête facilement les saignements de nez.

Cazin dit avoir employé avec succès l'ortie contre *l'incontinence nocturne d'urine chez les enfants.* Voici le remède populaire fort vanté : semence d'ortie pilée, 16 gr.; farine de seigle, 60 gr.; mêlez et faites avec un peu d'eau chaude et du miel, une pâte dont vous formerez six gâteaux que vous ferez cuire au four, sur une pierre plate. Pendant 15 jours, chaque soir, l'enfant mangera un de ces gâteaux.

Toutes les personnes atteintes de maladies de peau feront bien de boire pendant assez longtemps une décoction de 30 gr. de feuilles et de tiges d'ortie, dans 1500 gr. d'eau réduite aux deux tiers.

L'ortie jeune et tendre peut être employée comme aliment, en guise d'épinards.

L'ortie fraîche, cuite et réduite en pâte est employée avec avantage à la nourriture de la volaille pour la faire pondre davantage. On attribue à l'ortie, plantée autour des ruches, la propriété de chasser les grenouilles dont le voisinage est, dit-on, un obstacle à la sortie des essaims d'abeilles.

Les maquignons mêlent une certaine quantité d'ortie à l'avoine pour donner aux chevaux un air vif et un poil brillant.

Oseille

On se sert de l'oseille pour faciliter l'action des purgatifs, et il entre dans la composition du classique *bouillon aux herbes.*

On dit que l'oseille est très utile pour calmer les fièvres intermittentes, et Cazin a vu des paysans se guérir de ces fièvres en prenant dès le premier accès 150 gr. de suc d'oseille.

Manger de l'oseille est utile pour combattre la constipation, mais il ne faut pas abuser de cette plante, car elle contient beaucoup d'acide oxalique et elle peut donner la plus redoutable des gravelles, la *gravelle oxalique.*

L'oseille cuite mélangée en partie égale avec du saindoux donne des cataplasmes que l'on emploie avec succès contre les tumeurs du genou, et en général contre toutes les tumeurs scrofuleuses.

Une couche de suc d'oseille, étendue avec un pinceau sur une plaie ulcérée et gangréneuse, donne également de bons résultats.

Pariétaire

La pariétaire, vulgairement appelée *perce-muraille*, se rencontre sur tous les vieux murs ; elle est riche en nitrate de potasse qu'elle emprunte aux vieux décombres au milieu desquels elle pousse.

On l'employait beaucoup dans l'antiquité.

On l'administre sous forme de tisane dans les diverses affections qui réclament l'emploi des diurétiques, telles que l'hydropisie, l'ascite, la néphrite, la gravelle, la cystite, en un mot dans toutes les maladies des voies urinaires.

On fait cette tisane en mettant 10 gr. de pariétaire dans un litre d'eau bouillante.

Cette tisane est également très utile dans toutes les affections aiguës du poumon, comme la bronchite.

On la réduit aussi en pulpe et on fait des cataplasmes émollients que l'on applique sur toutes les tumeurs inflammatoires, les fissures à l'anus, les furoncles.

Pavot

C'est du fruit du pavot que l'on retire l'*opium*; ce médicament est employé en médecine dans une foule de cas.

Le fruit desséché sert à préparer une tisane par infusion. Une demi-tête de pavot (débarrassée avec soin de toutes les graines) divisée en plusieurs fragments pour un litre d'eau bouillante, à prendre en 24 heures, suffit le plus souvent pour donner à l'eau une vertu soporifique bien marquée. Il ne faut pas dépasser cette dose de crainte d'accident. Avec prudence également, il faut se servir de lavements à l'eau de pavot.

On peut se servir de cette tisane de pavot pour laver les plaies douloureuses.

Décoction des capsules : 1 à 2 têtes coupées en quatre par kilogr. d'eau pour *injections* contre les douleurs du cancer de la matrice; pour *lavements* contre les dysenteries, les diarrhées ; en *fomentations* contre les irritations cuisantes de la peau, l'inflammation des organes génito-urinaires.

Pêcher

Dès la plus haute antiquité, on employait le pêcher en médecine. Cazin raconte que les médecins Chinois considéraient les fleurs comme emménagogues, vermifuges et résolutives dans le rhumatisme ; l'écorce comme efficace contre la jaunisse, l'hydropisie, l'asthme et les troubles menstruels ; enfin la gomme de l'arbre comme émolliente. Et la plupart de ces applications médicales ont été conservées jusqu'à nos jours.

Les fleurs et les feuilles du pêcher (les fruits également) contiennent une assez grande quantité d'acide cyanhydrique, aussi faut-il donner la tisane de pêcher avec prudence. On a vu des enfants mourir au milieu de convulsions et de vomissements, pour avoir pris une décoction trop forte de fleurs préparée par leurs mères.

Les fleurs et les feuilles sont purgatives, anthelmintiques (vermifuges) et diurétiques (on prépare l'infusion en mettant 30 gr. de feuilles dans 500 gr. d'eau ou de lait).

Dans les campagnes on fait prendre aux enfants, comme purgatif et vermifuge, du bouillon de veau dans lequel on a fait infuser légèrement, et à une douce chaleur, une petite poignée de fleurs de pêcher.

L'infusion de feuilles de pêcher donne aussi d'excellents résultats dans le traitement des maladies urinaires (pour cela prendre dans la journée un demi litre d'eau dans lequel on aura fait infuser 30 gr. de feuilles sèches).

La puissance vermifuge des feuilles de pêcher est telle, que Cazin avait obtenu l'expulsion de vers chez des enfants de 2 à 3 ans en appliquant simplement sur l'abdomen des feuilles de pêcher pilées en cataplasme. Ces mêmes cataplasmes peuvent être employés avec succès contre les *dartres enflammées et douloureuses*, les *ulcères cancéreux*, les *douleurs locales*.

Pensée sauvage

La pensée sauvage est diurétique, laxative et surtout dépurative. On récolte l'herbe entière et fleurie pendant toute la belle saison et il faut prendre soin de la déssécher promptement.

On prépare l'infusion avec 50 gr. de plante sèche par litre d'eau. Elle semble spécialement utile dans les *croûtes de lait*, cette maladie commune de l'enfance, qu'il faut s'empresser de guérir, aussitôt qu'elle se manifeste, malgré le préjugé populaire qui veut qu'on les respecte comme un travail utile de la nature. Pour cela, on fait macérer pendant la nuit 8 grammes de plantes sèches dans 250 gr. d'eau chaude ; le matin, on fait bouillir, on coupe avec 100 gr. de lait sucré et on administre à jeun. Il faut donner ce remède pendant 3 semaines.

Il faut mettre de la pensée sauvage dans toutes les tisanes dépuratives.

Persil

En médecine, on utilise la racine, les feuilles et les fruits de cette plante.

La décoction de racines de persil, fraîches ou sèches, à la dose de 60 gr. par kilogr. d'eau est *stimulante*, c'est-à-dire capable d'ouvrir une voie d'élimination par les urines ou les sueurs dont elle provoque la sécrétion, aussi rend-elle des services dans les engorgements du foie, l'hydropisie, les irrégularités de la circulation du sang.

Voici un remède très efficace contre la *loupe* ou tumeur que l'on rencontre sur la tête de beaucoup de gens.

On prend une poignée de persil et une de cerfeuil, une cuillerée de sel et autant d'eau-de-vie.

On pile le tout ensemble et on en fait une pulpe que l'on applique sur la loupe. Cette application doit être renouvelée toutes les 24 heures.

Autre remède excellent pour les *contusions* :

Bassinez trois fois par jour avec de l'eau-de-vie camphrée la partie contusionnée, et mettez ensuite un cataplasme de persil cuit dans du vin. Le cataplasme doit être chauffé dans le même vin où il a cuit. En moins de 2 jours on se sent presque guéri.

Voici encore un remède employé avec succès contre la gangrène, les ulcères :

Prenez 3 cuillerées à bouche de suc de persil, 1 cuillerée à bouche de sel et une de poivre pulvérisés ; 500 gr. de vinaigre très fort. Faites macérer pendant 3 jours et passez. On imbibe de ce mélange des compresses qu'on applique sur la partie malade et qu'on renouvelle fréquemment.

Les feuilles de persil, fraîches et hachées, appliquées sur les seins font disparaître le lait chez les femmes qui ne veulent pas nourrir et dissipent les engorgements des seins. Le suc de persil versé goutte à goutte, sur les yeux, a guéri un grand nombre d'ophthalmies purulentes chez les nouveau-nés et les adultes.

Les semences sont très aromatiques, données en infusion (8 gr. par kilog. d'eau, une tasse à thé après chaque repas), elles ont des propriétés carminatives (c'est-à-dire d'expulser les vents qui se trouvent dans le tube gastro-intestinal), dans les gastralgies et les flatulences.

C'est de la semence de persil, qu'on retire l'*apiol* qu'on donne en capsules pour faire revenir les règles, pour régulariser l'écoulement mensuel et calmer les douleurs du bas-ventre que les femmes ont si souvent à ce moment-là.

Pervenche

Autrefois les sorciers employaient cette plante pour la composition de leurs philtres, d'où son nom de violette des sorciers. En Flandre on en semait sous les pas des jeunes mariées d'une réputation intacte, en Italie, on dépose encore des couronnes de pervenches sur la tombe des jeunes filles. Cette plante passe pour antilaiteuse et on donne la tisane de pervenche pour arrêter la sécrétion lactée et dissiper les engorgements mammaires.

La tisane antilaiteuse des femmes qui *veulent faire passer leur lait* contient 30 gr. de canne de Provence et 8 gr. de petite pervenche, qu'on fait infuser dans 1 litre d'eau.

Pins et Sapins

Ces deux arbres, appartenant à la même famille urnissent des produits divers médicaux.

Les bourgeons de pin, faussement appelés bour- ;ons de sapin, sont recommandés comme exci- nts, balsamiques et diurétiques.

L'infusion de bourgeons (30 gr. de bourgeons ır litre d'eau) est ingérée par tasses dans les fections des bronches et de la vessie, contre la ennorrhagie et la cystite ou inflammation de ıppareil urinaire.

Contre les flueurs blanches, matin et soir on :endra une injection d'un litre d'eau chaude, ıns lequel on aura fait infuser 60 gr. de bourgeons.

La bière de bourgeons de sapin (60 gr. de bour- ;ons dans 1 litre de bière) est anticatarrhale et urétique.

La sève de pin ou de sapin, que l'on obtient en rçant de l'eau à travers des troncs de sapin, par ıite d'une forte pression, est un liquide d'une ıveur balsamique, fraîche, térébenthinée. En etite quantité, elle augmente l'appétit et facilite digestion. On la donne à la dose de 2 à 4 verres ır jour. Elle calme la toux, facilite l'expectora- on dans la phtisie commençante, dans la bron- ıite et les catarrhes.

Le suc résineux qui coule spontanément du pin constitue la térébenthine pure employée avec succès dans les affections pulmonaires et vésicales, le rhumatisme, la goutte et surtout dans la cystite chronique (nos capsules pour les maladies des reins et de la vessie sont faites avec un mélange de cette térébenthine et de la sève de mélèze ; elles ont une grande efficacité dans toutes les maladies des voies urinaires ; les demander contre mandat-poste de 3 fr. 25 à M. le Directeur de la Médecine par les Plantes, 187, rue du Temple à Paris).

Avec les aiguilles de pin on fait une décoction très utile contre la goutte et les rhumatismes (50 gr. d'aiguilles par litre d'eau ; 4 verres par jour, 2 avant chaque repas).

Le goudron végétal que l'on retire par incision est employé dans toutes les maladies des voies respiratoires (en passant, nous ne saurions trop insister sur les capsules pulmonaires que nous vendons à Paris et qui sont composées en grande partie de goudron choisi avec soin. Tous ceux qui toussent ou qui sont atteints de quelque autre maladie des poumons, trouveront la guérison en les employant. Prix de la boîte de 100 capsules, 4 fr. 50).

L'eau de goudron (1 verre le matin à jeun) que l'on prend seule, ou avec du lait, excite l'appétit, accélère la digestion, augmente la quantité d'urine. On l'emploie dans la dyspepsie, l'asthme, la phtisie pulmonaire, les maladies des voies respiratoires et urinaires.

Pissenlit

Voici une plante vulgaire et pourtant peu appréciée dans les villes, où l'on aime ce qui est rare, ce qui vient de loin et se paie cher. La science moderne tout occupée de l'étude des produits chimiques, a autre chose à faire que de s'occuper de l'action thérapeutique d'une plante qui, après avoir eu une grande renommée, est tombée dans un dédain immérité. Elle est cependant restée en honneur chez les paysans et en Angleterre, où on l'emploie avec succès dans toutes les maladies de foie.

La tisane de pissenlit (50 gr. de racines ou de feuilles par kilog. d'eau) est rafraîchissante, diurétique, apéritive, elle purifie le sang et c'est avec raison que les campagnards font entrer le pissenlit dans la composition de leurs tisanes dépuratives.

On guérira les inflammations des paupières en les lavant chaque matin avec du suc de pissenlit.

Plantain

Le plantain, auquel on attribuait la propriété de faire disparaître les hémorrhagies, de guérir les dysenteries, n'est usité aujourd'hui que dans la médecine des yeux. L'eau de plantain, à laquelle on ajoute de l'eau de rose et quelques gouttes de sulfate de zinc, est un collyre excellent et très populaire.

Les feuilles triturées, hachées, pilées et appliquées en forme de cataplasme guérissent les coupures et les dartres de la face.

Poireau

Pour faire fondre et réduire les tumeurs, on prend le blanc d'un gros poireau qu'on enveloppe d'un papier mouillé et qu'on fait cuire sous les cendres pendant 20 minutes · puis il est écrasé et mélangé avec un morceau de graisse de porc. Ce mélange est appliqué en forme de cataplasme, sur la tumeur, et renouvelé toutes les sept heures, jusqu'à ce que la matière de la tumeur soit fondue et dissoute.

La tisane est un excellent diurétique.

La semence concassée, infusée dans le vin

blanc à la dose de 4 gr. pour 1 litre de vin, est un remède populaire contre la difficulté d'uriner et la gravelle.

Quand on a un point de côté douloureux, on cuit dans une casserole un poireau avec du vinaigre, et appliqué chaud sur le point, il calme de suite la douleur.

Pomme de terre

La pomme de terre est surtout antiscorbutique.

On a surtout employé les feuilles fraîches dans les injections contre les *flueurs blanches*.

Dans les *toux sèches*, la *coqueluche*, on fera une décoction de feuilles fraîches. On ajoutera un peu de miel à cette décoction qui calme la toux et facilite l'expectoration.

La tisane de feuilles de pomme de terre rend surtout de grands services dans la gravelle et les maladies des voies urinaires.

La pomme de terre râpée est utile pour calmer les douleurs des *brûlures;* mais ce qu'il y a de meilleur, c'est d'appliquer sur les brûlures du suc de pomme de terre.

Pomme

La pomme est rafraîchissante et tempérante. On fait avec la pomme, et surtout avec la pomme reinette, une tisane qui est très utile dans le traitement des voies urinaires.

On dit qu'il n'y a rien de meilleur pour garder la liberté du ventre, que de manger, chaque soir, en se couchant, une pomme cuite.

L'écorce du pommier est astringente et peut, dans certains cas, remplacer la quinine.

60 gr. d'écorce par 500 gr. d'eau.

Pulmonaire

(Herbe aux poumons, Herbe au cœur, Pulmonaire des Français)

Des taches d'un blanc livide, éparses sur les feuilles de cette plante et que l'on a comparées aux abcès qui affectent le poumon, lui ont fait donner le nom de Pulmonaire, et soupçonner qu'elle pouvait être favorable dans les maladies qui attaquent cet organe.

On la donne, à l'état frais, en décoction (100 gr. par kilo d'eau) dans le *catarrhe pulmonaire,* dans la *phthisie* et toutes les maladies du poumon.

Réglisse

La racine de réglisse est adoucissante, rafraîchissante et diurétique. On en fait une tisane (racine de réglisse 50 gr. dans 1.000 gr. d'eau bouillante), qui est la tisane commune des hôpitaux.

Le réglisse constitue la boisson populaire connue sous le nom de coco.

Le suc de réglisse anisé est aussi un remède populaire contre le rhume et la toux, sous forme de pâte.

Cazin dit que l'huile de foie de morue est prise sans répugnance, surtout par les enfants, quand on la joint à quatre fois autant de solution concentrée d'extrait de réglisse ou jus noir, prise froide et après avoir bien agité le mélange.

Reine des Prés

La Reine des Prés est un excellent diurétique, qui a donné d'excellents résultats dans des cas dans lesquels tous les autres remèdes avaient échoué. Toutes les personnes *hydropiques*, toutes celles qui ont de l'*ascite* et qui redoutent les ponctions, toutes celles qui urinent mal feront bien de boire chaque jour un litre d'infusion de Reine des Prés (30 gr. pour 1 litre d'eau, à boire par verrées).

Toutes les parties de la plante possèdent la même propriété diurétique.

Rhubarbe

A petite dose, de 0.20 à 0.40 centig. la rhubarbe agit comme tonique amer et astringent; elle stimule l'appétit, ouvre l'estomac et entretient la liberté du ventre.

A la dose de 1 à 4 gr. c'est un purgatif doux, qui ne donne pas de coliques.

La rhubarbe a aussi la propriété de faire évacuer la bile, d'où sa grande utilité dans les maladies de foie.

La rhubarbe, sous le nom de sirop de chicorée, est un léger purgatif que l'on donne aux enfants à la mamelle déjà par trop constipés.

Ricin

Les semences de cet arbre récèlent une grande quantité d'huile grasse et douce qui constitue un purgatif très doux.

L'huile de ricin se donne aux doses de 8 gr. aux enfants en bas âge et de 40 à 50 gr. aux adultes, soit dans une tasse de bouillon dégraissé ou dans une infusion de café. Nous préférons donner cette huile dans un peu de sirop de cassis.

Les feuilles de ricin fraîches ou légèrement fanées sont appliquées sur les articulations pour calmer les douleurs de la goutte et de l'arthritisme. Appliquées sur la tête, on leur attribue la guérison de la migraine, et appliquées sur les seins, on prétend qu'elles activent et provoquent le travail de la lactation.

Pilées et réduites en cataplasmes, on les met sur les yeux dans l'ophthalmie.

Romarin

Encore une plante bien abandonnée de nos médecins modernes et qui ne mérite pas l'oubli dans lequel elle est tombée : les services qu'elle a rendus dans l'ancienne médecine nous montre qu'elle est à la fois un remède puissant et peu coûteux, très capable de rendre d'utiles services aux populations pauvres des villes et des campagnes. Le romarin rentre aujourd'hui dans la composition du *baume opodeldock* et du *baume tranquille*, si usités en frictions. Il entre aussi dans la composition de certains produits de parfumerie, tels que *l'eau de la reine de Hongrie* et *l'eau de Cologne.*

Dans toutes les fièvres intermittentes et surtout dans les cas graves de la fièvre typhoïde, une solution concentrée de romarin a souvent eu un succès inespéré, car le romarin est avant tout un médicament stimulant convenant à tous les malades tombés dans un état de faiblesse extrême.

Les infusions de romarin sont excellentes pour combattre *la toux invétérée*, propriété que les anciens connaissaient.

Cette infusion diminue et tarit la sécrétion bronchique.

Une infusion de romarin aide à la digestion et est à recommander à tous les estomacs paresseux à digérer.

Dans les infusions, on mettra 3 grammes de sommités de romarin en *infusion théiforme* pour 100 grammes d'eau : en prendre une tasse à café après chaque repas.

Les feuilles cuites de romarin appliquées sur *les glandes et engorgements* les ont souvent dissoutes.

Enfin, toutes les personnes affaiblies, les vieillards atteints d'une foule d'infirm[illegible] se frictionneront chaque soir avec *l'eau* [illegible] *a reine de*

Hongrie, Dona Isabella (1652), dont elle a donné elle-même la recette que nous retrouvons dans le Dictionnaire de Dechambre : « Prenez des fleurs de romarin autant que vous voudrez ; mettez-les dans une ampoule de verre ; versez-y une quantité suffisante d'alcool pour les imbiber ; bouchez hermétiquement ; faites macérer les fleurs pendant six jours ; distillez ensuite au bain-marie. » La reine Dona Isabella attribuait à cette préparation les propriétés les plus merveilleuses. Elle l'avait, disait-elle, alors qu'elle était âgée de 72 ans, débarrassée d'une foule d'infirmités et fortifiée.

Les goutteux, les rhumatisants, tous ceux qui ont des douleurs se trouveront bien de faire, matin et soir, une friction générale avec le liniment suivant :

Essence de romarin. . . .	10 gr.
Essence de citron.	0 gr. 28
Alcool rectifié.	150 gr.

Voici une excellente préparation pour arrêter la chute des cheveux : Se frictionner matin et soir avec :

Essence de romarin	4 litres.
Alcool rectifié.	0 lit. 28
Potasse perlasse.	28 gr.

Ronce

Les jeunes pousses et les feuilles riches en tannin sont astringentes. A la dose de 30 gr. de feuilles, en infusion dans 500 gr. d'eau, on les emploie dans le peuple contre toutes les inflammations de la gorge et de la bouche. Cette infusion peut rendre aussi de réels services dans toutes les diarrhées. En injections ces feuilles sont utiles contre les pertes blanches.

Rose

On se demande pourquoi les médecins prescrivent à leurs malades comme purgatifs une foule de substances plus désagréables à prendre les unes que les autres, alors qu'il suffirait de prendre une infusion de fleurs de roses, à laquelle on ajouterait un peu de séné pour obtenir un excellent purgatif.

L'infusion de roses est excellente pour toutes les maladies d'yeux : cette infusion peut également être employée comme gargarisme dans toutes les inflammations de la bouche et de la gorge.

Rue

Une odeur fétide particulière à cette plante suffirait presque seule pour la faire distinguer.

Quelques poignées de cette herbe dans le grenier chasse les souris et les rats.

L'infusion de rue (10 gr. en infusion dans un litre d'eau, à prendre par tasses dans un sirop quelconque) est surtout employée comme excitant de la matrice, dans le cas où les règles sont difficiles. Les femmes du peuple l'emploient pour se faire avorter.

On peut injecter cette infusion dans les fosses nasales pour lutter contre l'ozène ou punaisie.

La poudre de rue ou même la décoction de rue peut être employée utilement contre les poux et contre la gale.

Sabine

Cette plante est tellement stimulante qu'elle enflamme la peau sur laquelle elle reste appliquée pendant quelque temps. C'est une plante tellement active qu'il ne faut l'employer qu'avec beaucoup de prudence : elle peut déterminer des hémorrhagies redoutables de la matrice, voilà ce que ne doivent pas oublier les femmes qui, si imprudemment, s'en servent pour se faire avorter. La sabine expulse le fœtus mais aussi met la vie de la mère en danger.

La décoction de sabine est utile pour tuer les poux.

Quelques maquignons la font avaler à leurs chevaux pour leur donner du feu et de l'activité.

Salsepareille

Cette racine qui vient de l'Amérique du Sud, a toujours joui d'une grande réputation comme diurétique, sudorifique et dépurative. On récolte également la salsepareille en Italie : celle que nous vendons dans notre maison de Paris (la Médecine par les Plantes, 187, rue du Temple) vient de l'Amérique.

La tisane de salsepareille prise en infusion (50 gr. pour 1 litre d'eau), 1 verre le matin à jeun est dépurative. A tous ceux qui soignent quelque maladie secrète, nous recommandons de boire chaque jour un litre de tisane de salsepareille. Au printemps et à l'automne 1 verre de tisane de salsepareille pris chaque matin à jeun est un excellent dépuratif.

Enfin Déchambre nous cite de cette plante

une propriété curieuse : la salsepareille débitée en petits copeaux et fumée à l'aide d'une pipe, calme la dyspnée des asthmatiques.

Saponaire

Cette plante, dont on met également en usage la racine, les feuilles et surtout les semences, a été employée avec avantage contre les *dartres*, les *flueurs blanches*, l'*ictère*, les *engorgements lymphatiques*, la *syphilis*, les *maladies de peau*.

La décoction de saponaire se fait en mettant 30 gr. de tiges avec les feuilles dans 1 litre d'eau, à prendre 3 verres par jour, un avant chaque repas. Plusieurs médecins ont prétendu que la saponaire avait réussi dans le traitement de divers cas de syphilis rebelles à tout traitement mercuriel.

Toute la plante contient une substance appelée saponine, soluble dans l'eau, qui devient mousseuse quand on l'agite. En raison de ses qualités savonneuses, on l'emploie pour blanchir le linge et enlever les taches des vêtements. On s'en servait autrefois pour nettoyer les étoffes de laine avant la teinture, d'où son nom d'herbe à foulon.

Sauge

Elle a joui, de tout temps, de la plus grande réputation et cela à juste titre. En Provence, on met la sauge comme condiment dans les ragoûts; ses feuilles sont quelquefois fumées en guise de tabac. Les Chinois et les Japonais en sont aussi avides que nous le sommes de leur thé. Déchambre raconte que les paysans des contrées septentrionales boivent la sauge en guise de thé, prétendant avec raison que cette boisson les préserve des fièvres.

Les anciens Latins l'appelaient « *herba sacra* »; c'est dire dans quelle estime ils la tenaient.

Son infusion (30 gr. par litre d'eau, à prendre 4 verres par jour), en vertu de ses qualités amères et aromatiques, excite l'action des organes et active la plupart des fonctions de l'économie. Tonique, elle est utilisée dans les faiblesses de l'estomac. Un verre de son infusion pris avant ou après le repas (Barbier), donne toujours plus d'activité aux forces digestives.

La sauge sollicite les contractions du cœur, accélère la circulation générale, excite l'action de l'utérus et favorise la menstruation (les petites filles dont les règles sont difficiles à venir feront bien de boire des infusions de sauge).

La sauge réussit bien pour calmer les sueurs nocturnes soit phtisiques ou autres (2 verres le soir en se couchant).

Adoucie avec du sirop de coings l'infusion de sauge réussit dans la diarrhée des enfants. Dans les campagnes, on emploie avec succès contre les diarrhées persistantes ce qu'on appelle *la liqueur de sauge* (30 gr. de feuilles de sauge macérées pendant 6 jours dans 500 gr. d'eau-de-vie) par cuillerées à bouche, pendant la période aiguë de la diarrhée.

La décoction de sauge a été employée avec succès en gargarisme contre les ulcères de la bouche, l'angine, les aphtes.

L'infusion de sauge, en lotion, est utile dans les *contusions*, les *blessures*, les *ulcères*.

On prépare aussi avec la sauge d'excellents bains : pour cela on n'a qu'à mettre de la sauge dans l'eau du bain.

Prix de la boîte de sauge 0 fr. 80 à notre maison, 187, rue du Temple, à Paris.

Saule

L'écorce seule est en usage, il faut qu'elle soit prise sur des branches de 4 ans, desséchée avec soin et conservée à l'abri de l'air et de l'humidité.

On l'emploie en décoction (60 grammes par kilogramme d'eau).

Cette écorce, par ses vertus fébrifuges, est celle qui se rapproche le plus du quinquina : dans les villages, depuis bien des siècles, pour lutter contre la fièvre, on la prend en forte décoction en infusion dans le vin ou la bière. Aux enfants faibles on fera bien de donner chaque soir un bain avec de l'écorce de saule. Toutes les plaies, les ulcères, les chancres, les gangrènes seront améliorés en les lavant matin et soir avec une infusion d'écorce de saule. Enfin les femmes qui ont d'abondantes flueurs blanches feront bien de prendre chaque soir une injection d'eau bouillante dans laquelle elles auront fait infuser de l'écorce de saule.

Une excellente préparation pour lutter contre la fièvre consiste à prendre dans du vin ou de la bière 30 grammes d'écorce de saule pulvérisée.

Serpolet

La plus commune de toutes les plantes aromatiques; elle croît dans les terrains arides qu'elle parfume de son odeur pénétrante.

Une tasse à café de serpolet, prise après le repas, est certainement le meilleur digestif que l'on puisse conseiller à tous ceux qui souffrent de l'estomac, aussitôt leurs repas terminés (1 gr. de serpolet dans une tasse à café remplie d'eau bouillante).

Les bains préparés avec du serpolet sont utiles à toutes les personnes affaiblies.

Sureau

Les fleurs fraîches de sureau sont vomitives et purgatives ; desséchées, elles augmentent la transpiration ou provoquent la sueur (10 gr. de fleurs desséchées par litre d'eau) à prendre par tasses chaudes.

Les fleurs de sureau bouillies pendant 3 heures et employées comme bain de pieds, sont un remède très efficace contre la goutte.

Comme sudorifique, les fleurs sèches s'emploient à la dose de 10 grammes par 1 litre d'eau.

Comme diurétique et purgatif, il faut une décoction de 30 gr. de fleurs fraîches pour 1 litre d'eau.

Les feuilles fraîches de sureau calment les douleurs des *hémorroïdes*. Voici à ce propos une excellente formule : on mêle 4 gr. de feuilles, 1 gr. d'alun calciné et 20 gr. d'onguent populeum. On enduit l'anus de cette pommade 3 fois par jour.

Le vin de sureau, fait avec la seconde écorce de l'arbre (on le fabrique en mettant infuser pendant 48 heures, 200 gr. d'écorce intérieure dans un litre de vin blanc) que l'on prend à la dose de 100 gr. par jour est utile dans tous les cas d'hydropisie.

Dans l'*érysipèle*, on trempera des compresses dans une infusion de fleurs de sureau sèches et on les appliquera sur les parties malades.

Tanaisie

La tanaisie est une plante qui est utilement employée dans les maladies suivantes : *lenteur de la digestion*, *chlorose*, *règles difficiles*, *flueurs blanches*, *hystérie*, et les *affections vermineuses*.

A propos de cette dernière maladie, on dit que les paysans se débarrassent du ver solitaire ou tœnia en mangeant des salades de feuilles fraîches de tanaisie.

Ces mêmes feuilles, appliquées en cataplasmes sur le bas ventre, surtout chez les enfants, ont suffi pour leur faire évacuer des vers intestinaux.

Répandue entre les matelas, cette plante chasse

les puces et les punaises ; étendue en litière dans la niche des chiens, cette plante les délivre de leurs puces.

Thym

On ne sait pourquoi, mais cette plante est peu employée en médecine.

Toutes les personnes qui ont une digestion lente, ou qui se plaignent d'avoir des vents, se trouveront bien de prendre après le repas de midi une infusion de thym (2 gr. pour une tasse à café d'eau bouillante).

Des bains de thym seront administrés avec profit à tous les enfants affaiblis.

Enfin on lavera avec avantage toutes les plaies quelles que soient leur nature, avec une infusion de thym (le principe actif du thym est le thymol, antiseptique énergique).

Tilleul

On ne fait guère usage que des fleurs. A la dose de 15 gr. par litre d'eau, cette infusion très en vogue dans la médecine populaire, s'emploie comme stomachique, antispasmodique et sudorifique dans les indispositions qui résultent d'un état nerveux, d'un refroidissement ou d'un trouble des fonctions digestives.

Valériane

La valériane jouit de propriétés stimulantes, toniques et emménagogues ; mais on l'emploie surtout comme antispasmodique pour calmer l'irritabilité nerveuse dans certaines affections telles que : attaques de nerfs, convulsions, migraines, palpitations, sciatique, chorée, hystérie, épilepsie.

Elle s'administre en infusion à la dose de 15 gr. pour un litre d'eau, 3 tasses par jour.

Verveine

Les anciens attribuaient une puissance merveilleuse à cette plante ; ils la croyaient propre à rallumer les feux d'un amour près de s'éteindre.

Les feuilles de verveine cuites dans du vinaigre appliquées sur les points douloureux dans les cas de névralgie, de pleurésie, de lumbago ont donné de bons résultats.

La verveine odorante agit comme la menthe ;

on en fait une infusion théiforme (2 gr. dans une tasse à café remplie d'eau bouillante), utile pour toutes les personnes qui souffrent pour leur digestion.

Vigne

Nous ne ferons que mentionner les feuilles de vigne rouge qui, prises en injection, donnent de beaux résultats dans le traitement des flueurs blanches.

Dans la partie de notre livre réservée à l'alimentation nous dirons ce que nous pensons du raisin employé en médecine.

Nous rappelons que toutes les boîtes de plantes vendues à notre maison de Paris, contiennent un prospectus indiquant pour quelle maladie la plante doit être employée et de quelle manière il faut s'en servir.

DEUXIÈME PARTIE

Des Maladies et de leur Traitement
PAR LES PLANTES

CHAPITRE II

DES DIFFÉRENTES MALADIES

Abcès

Il y a deux espèces d'abcès, *les abcès chauds* et *les abcès froids.*

L'abcès chaud est caractérisé par : peau rouge, tendue, douleurs vives accompagnées de lancinements; au bout de quelques jours la tumeur grossit et un point blanc apparaît. On le soigne en y mettant des cataplasmes, aussi chauds que possible de pain et de lait, de farine de lin, d'oignon cuit sous la cendre. On calme ainsi la douleur et on active la suppuration. Si l'abcès ne perce pas seul, il faut recourir au médecin qui donnera un coup de bistouri.

L'abcès froid, qui se rencontre surtout chez les

personnes tuberculeuses ou lymphatiques se caractérise par une tumeur molle, sans rougeur ni chaleur. Ce genre d'abcès doit être traité chirurgicalement.

Dans les deux genres d'abcès, le malade devra prendre des dépuratifs qui purifieront le sang. Il prendra de l'huile de foie de morue, des tisanes de houblon, de salsepareille. Mais surtout il emploiera le *dépuratif végétal Davis*, entièrement composé de plantes dépuratives soigneusement choisies. Prix de la boîte 2 fr. 50, par la poste 2 fr. 75, 187, rue du Temple, à Paris. On mettra toute la boîte de plantes dans deux litres de vin blanc léger. Laisser macérer le tout pendant six jours, filtrer et en boire un verre à bordeaux le matin à jeun.

Abeilles (piqûres)

On dit que les abeilles italiennes sont plus méchantes que les abeilles françaises ; il y a donc nécessité d'enseigner à nos lecteurs comment on guérit leurs piqûres, toujours douloureuses et quelquefois mortelles.

Aussitôt que l'on est piqué, il faut se hâter d'enlever l'aiguillon, s'il est resté dans la plaie. Surtout il faut éviter de gratter la plaie pour ne pas activer l'inflammation. On mettra ensuite sur la partie malade une compresse d'eau et de vinaigre, ou encore de l'ammoniaque étendue d'eau. Si la piqûre a été faite dans la bouche on se gargarisera avec de l'eau salée.

Dans certaines contrées on frotte la partie piquée soit avec de la menthe, du persil, du poireau, de l'ail ou de l'oignon.

Pour empêcher le venin de pénétrer dans le sang, aussitôt piqué et l'aiguillon retiré, on fait sur la peau une forte succion.

Age critique

L'âge critique se produit chez la femme au moment de la suppression des règles, c'est-à-dire entre 40 et 45 ans. Dans certains cas, variant suivant la température ou la race de la femme, cette cessation des règles peut se produire plus tôt ou plus tard. C'est un moment redouté par toutes les femmes et cela avec raison, car, pour beaucoup d'entre elles, c'est le point de départ de maladies graves. A ce moment de leur vie elles ont des étourdissements, des malaises, des bouffées de chaleur, toute une série de phénomènes qui sans être douloureux, offrent cependant de grands inconvénients. C'est surtout dans cette période de leur vie que les femmes devront veiller sur leur santé, en évitant les fatigues et tout ce qui pourrait affaiblir leur organisme. Elles prendront chaque mois une bonne purge et surtout elles assureront la liberté du ventre en prenant chaque jour du *Thé des Templiers* (Prix de la boîte par la poste 2 fr. 75, 187, rue du Temple, à Paris). De plus, comme le sang est en mouvement, pour le rafraîchir et le purifier, elles prendront le *Dépuratif végétal Davis*. Femmes, veillez sur votre âge critique.

Aigreurs d'estomac

Les aigreurs d'estomac sont produites par la trop grande abondance d'acides dans l'estomac.

Il n'y a rien de plus désagréable que ces aigreurs qui vous empoisonnent la vie et vous rendent de mauvaise humeur. Chose plus grave encore, ces aigreurs indiquent que votre estomac (et pas de santé sans bon estomac) fonctionne mal. Dans notre chapitre spécial concernant les régimes à suivre dans les différentes maladies, nous donnons à l'article « estomac » tout ce qu'il faut éviter de manger et de boire. Ne manger ni sauces, ni ragoûts, ni mets épicés ou vinaigrés ; ne boire ni liqueurs, ni alcool, ni café. A la moindre sensation pénible du côté de l'estomac (*crampes, renvois, acidité, aigreurs, brûlures, gaz*), vous prendrez aussitôt, à quelque moment que ce soit, jour ou nuit, une cuillerée à dessert de la *Gastralgine du Dr Davis* que vous délaierez dans un peu d'eau de Seltz (siphon). Prix de la boîte 2.50. Adressez les commandes à la Médecine par les Plantes, 187, rue du Temple, à Paris. Après chaque repas buvez en guise de café une infusion de menthe, de camomille, de millepertuis ou, ce qui est encore préférable, une tasse de notre *Thé digestif* que nous enverrons contre un mandat de 2 fr. 50 à tous nos lecteurs qui nous en feront la demande.

Albuminurie

L'albuminurie est une maladie caractérisée par une lésion des reins. On reconnaît la présence de l'albumine en faisant chauffer de l'urine jusqu'à ébullition dans un petit tube de verre. S'il se forme un petit dépôt floconneux, que quelques gouttes de vinaigre ne parviennent pas à dissoudre, c'est qu'il y a de l'albumine. L'albuminurie se rencontre surtout chez les alcooliques ou, plus souvent, est la complication de certaines maladies telles que la scarlatine et l'érysipèle, etc. Les femmes enceintes sont sujettes également à cette affection; voilà pourquoi il est nécessaire de toujours faire analyser leurs urines. Faute de cette précaution, la femme qui a de l'albumine, peu après ses couches, est atteinte des terribles attaques d'éclampsie qui souvent occasionnent la mort. *Femmes enceintes, faites toujours analyser vos urines.*

Les symptômes qui dénotent la présence de l'albumine sont : la lassitude, la courbature, la fatigue des reins, la diminution progressive des forces, la bouffisure des paupières, l'enflure de la cheville, du pied, des troubles du côté du cœur et de l'appareil respiratoire.

L'albuminurie est une maladie grave qui conduit fatalement à la mort, si elle n'est pas soignée.

Mettre de suite le malade au régime lacté exclusif pendant quelque temps et suivre ensuite le régime indiqué dans notre chapitre concernant les régimes. Il faut assurer la liberté du ventre en prenant notre *Thé des Templiers* et activer la sécrétion de l'urine en buvant *le mélange diurétique du Dr Davis*, qui a donné de si bons résultats dans le traitement de l'albuminurie.

Prix de ce mélange 2 fr. 50 la boîte, qui sera envoyée à tous ceux qui nous en feront la demande ; sur chaque boîte est inscrit le mode d'emploi.

Ampoules

Les ampoules se forment aux pieds, à la suite de longues marches, ou aux mains soit à la suite d'un coup, soit à la suite d'un travail pénible, comme celui de la terre. Il faut percer l'ampoule avec une aiguille d'acier flambée à l'alcool, de manière à ce qu'il n'y ait aucune poussière sur l'aiguille. On presse légèrement pour faire écouler la sérosité contenue dans l'ampoule et on met des compresses trempées dans une infusion de feuilles de sureau ou de mélilot. Ne pas oublier en tout cas de recouvrir l'ampoule ainsi ouverte, car l'air en pénétrant produirait de l'inflammation et augmenterait la douleur.

Un remède excellent consiste à faire cuire des feuilles de chou dans du lait, de les laisser refroidir et les appliquer ensuite sur l'ampoule.

Amygdalite

Maladie fréquente caractérisée par le gonflement des amygdales, une fièvre souvent assez forte, difficulté de respirer et envie fréquente de cracher. Il faut toujours surveiller avec attention l'amygdalite, car elle peut être l'avant-coureur d'une grave maladie telle que la scarlatine ou la diphtérie. On se gargarisera souvent dans la journée soit avec une décoction de feuilles de ronces, soit avec le suc d'un citron ; ou avec une solution de chlorate de potasse (5 gr. de chlorate dans 200 gr. d'eau). Un remède plus énergique, surtout quand il y a des peaux blanches sur les amygdales, est de les toucher 3 fois par jour avec un pinceau trempé dans 50 gr. de glycérine dans lequel on aura mis 5 gr. de teinture d'iode.

Quelquefois il se produit un abcès ; on le fera mûrir en mettant sur le cou des cataplasmes fréquents de farine de lin, aussi chauds que possible. Si, au bout de 3 à 4 jours, l'abcès n'a pas percé tout seul, il faudra avoir recours au médecin.

Anémie

Maladie fort commune surtout chez les jeunes filles, appelée encore *chlorose ou pâles couleurs*. Les anémiques dont le sang est appauvri par suite de manque de fer, ont la face pâle, les lèvres décolorées, le fond des yeux blanc, les règles sont diminuées ou disparues, les pertes blanches ne font presque jamais défaut. Les personnes atteintes de cette maladie sont toujours fatiguées et enclins à la tristesse, à la mélancolie. Mères, prenez garde à l'anémie de vos enfants, car elle conduit souvent à la tuberculose.

Autrefois on recommandait beaucoup aux anémiques de boire de l'eau rouillée, que l'on fabrique en mettant quelques poignées de clous dans un litre d'eau.

L'anémique se couchera tôt et se lèvera tard. Chaque matin on fera une lotion d'eau froide tout le long de la colonne vertébrale, avec une grosse éponge. Après la lotion, on fera une friction sur tout le corps avec de l'alcool : cela pour activer la circulation du sang. Son alimentation se composera surtout de viandes grillées, de farines de pois, de lentilles, de haricots, de maïs, d'avoine. En dehors des repas prendre de 6 à 8 œufs crus par jour. L'hiver, prendre chaque matin ou chaque soir, une grande cuillerée à soupe d'huile de foie de morue. Le matin à jeun manger une botte de cresson, plante qui contient beaucoup de fer.

L'anémique mangera peu à la fois et souvent; il prendra ainsi beaucoup de nourriture sans trop fatiguer son estomac. Les promenades sont à recommander, mais il ne faudra jamais se fatiguer.

Pour traiter cette grave maladie, nous avons toute une série de produits que nous recommandons : *Le Vin tonique et reconstituant du Dr Davis* (4 fr. 50 la bouteille).

Les pilules toniques du Dr Davis (3 fr. 25 la boîte de 100 pilules), et enfin pour les malades moins fortunés, nous avons composé *un mélange tonique* de plantes reconstituantes.

On fait macérer ce mélange tonique dans 2 litres de vin blanc léger pendant 6 jours. On filtre et on en boit un petit verre avant chaque repas. Prix de la boîte : 2 fr. 50; par la poste : 2 fr. 75. Adresser lettres et mandats à notre dépôt de Paris, 187, rue du Temple.

Les anémiques veilleront à ne jamais avoir de constipation et pour cela ils prendront notre *Thé des Templiers*. Enfin, pour exciter leur appétit, ils pourront prendre avant le repas des tisanes amères, telles que quassia, gentiane, petite centaurée, houblon, ou demander *le mélange des plantes apéritives du Dr Davis.*

Angine

Nous ne pouvons nous étendre longuement sur cette maladie, car il y a plusieurs variétés d'angines dont certaines (diphtérie ou croup) peuvent être mortelles. Aussi si le malade a une fièvre assez forte, s'il a des étouffements, mieux vaut appeler de suite le médecin. En attendant son arrivée, la première chose à faire est d'administrer un sérieux vomitif (5 centigrammes d'émétique dans un verre d'eau, que l'on donne par cuillerée toutes les dix minutes. On badigeonnera aussi toute la gorge avec du jus de citron.

Aphtes

Ce sont de petites ulcérations qui se produisent sur les côtés de la langue, à la face interne des joues et des lèvres. Ces ulcérations sont très douloureuses, surtout quand on mange. Le meilleur remède est de le toucher chaque matin avec un crayon de nitrate d'argent. A ceux qui n'auraient pas ce crayon à leur disposition, nous recommandons de se gargariser souvent dans la journée avec une décoction de ronce, avec du jus de citron ou une solution d'alun.

Les personnes sujettes aux aphtes feront bien de se purger de temps en temps, de boire des tisanes amères et surtout au printemps et à l'automne, de prendre *le Dépuratif végétal du Dr Davis*, qui sera expédié avec toutes les explications nécessaires contre un mandat-poste de 2 fr. 75.

Apoplexie

Congestion cérébrale, coup de sang

Tout ce qui augmente la tension du sang dans

les vaisseaux du cerveau peut produire une apoplexie (le froid, l'alcool, l'insolation, le surmenage). Celui qui est frappé de congestion, a la face colorée, éprouve un violent mal de tête, a des étourdissements, des vertiges, de l'embarras de la langue.

La première chose à faire c'est de transporter le malade dans un lieu bien aéré, de le déshabiller entièrement pour que la respiration puisse se faire plus facilement. On lui met des compresses d'eau froide sur la tête, des sinapismes aux cuisses. Le mieux est de pratiquer aussitôt une saignée, soit en mettant des sangsues derrière l'oreille, soit en ouvrant une des veines du pli du bras. Dans certaines campagnes, on fait de la révulsion en fouettant le malade avec des orties. Les personnes sanguines disposées à la congestion feront bien de s'abstenir de tout excès, de boissons et liqueurs fortes ; leur nourriture devra surtout se composer de légumes. Avant tout, qu'elles évitent la constipation en prenant notre *Thé des Templiers*. A la moindre menace de congestion, qu'elles mettent de suite une sangsue derrière chaque oreille. Dans les cas graves, certains auteurs ont vivement recommandé de donner un lavement de tabac composé de 2 gr. de feuilles de tabac dans 1/2 litre d'eau.

Nous recommandons aux tempéraments apoplectiques de faire beaucoup d'exercice et de ne pas trop se complaire dans la mollesse du lit.

Appétit

C'est toujours avec tristesse qu'un homme vous dit « *qu'il n'a pas d'appétit* ». Il a raison d'être triste, car ce manque d'appétit est une preuve qu'il ne se porte pas bien ou qu'il vit dans de mauvaises conditions hygiéniques, tel que le manque d'air pur.

Toutes les plantes aromatiques, telles que le serpolet, le thym, l'anis, la menthe, la camomille, la mélisse, etc., excitent l'appétit. On en prendra une tasse avant chaque repas. Nous avons composé « *l'apéritif végétal du Dr Davis* » mélange de plantes soigneusement choisies et séchées qui nous a donné d'excellents résultats. On a, pour la modique somme de 2 fr. 50, deux litres d'excellent apéritif qui ne peut faire aucun mal étant uniquement composé de plantes. Nous mettons en garde tous nos lecteurs contre tous les apéritifs vendus dans les cafés (absinthe, vermouth, amers variés) qui démolissent l'estomac et n'ont jamais réveillé l'appétit de personne, sauf des fabricants.

Un bon apéritif également consiste à prendre

une tasse de bouillon une demi-heure avant chaque repas.

Asphyxie

Il y a asphyxie chaque fois que l'air ne pénètre plus dans les poumons (noyés, pendus, étranglés); ou qu'il y pénètre, mais n'étant pas respirable (acide carbonique, carbone, gaz des fosses d'aisance, des égoûts, gaz d'éclairage).

Symptômes généraux de l'asphyxie :

Malaises, oppressions, bourdonnements d'oreilles, vertiges, teinte bleuâtre de la face, veines gonflées, ralentissement des battements du cœur, perte de connaissance et peu après la mort.

Soins généraux à donner dans tous les cas d'asphyxie.

Mettre le malade à l'air pur, écarter tout le monde, le débarrasser de ses vêtements, essayer de rétablir la circulation de l'air dans les poumons, en relevant les bras jusque sur la tête et en les laissant redescendre sur la poitrine que l'on comprimera doucement. Stimuler la peau par des frictions sèches et frotter la plante des pieds avec une brosse dure.

Soins à donner à un noyé :

Aussitôt retiré de l'eau, il faut le déshabiller,

le rouler dans des couvertures, le coucher horizontalement et sur le côté, la face penchée vers la terre, de manière qu'il puisse rendre l'eau absorbée et ne jamais le pendre par les pieds, comme on est tenté de le faire. Lui enlever constamment les mucosités qui sortent de la bouche et du nez et qui empêchent l'air de pénétrer dans les poumons. Frictions sèches sur le corps, mouvement du bras, comme nous l'avons indiqué plus haut, et essayer de faire entrer de l'air dans les poumons, soit avec la bouche, soit avec un petit soufflet.

Soins à donner à un pendu :

Couper de suite la corde et pratiquer les soins généraux que nous avons indiqués pour tous les cas d'asphyxie.

Soins à donner dans l'asphyxie par le charbon :

Jeter de l'eau froide à la face, ouvrir toutes les fenêtres, faire respirer du vinaigre ou de l'ammoniaque et appliquer tous les soins généraux.

Dans tous les cas d'asphyxie, il faut pratiquer longtemps le traitement, car on a vu des personnes revenir à la vie 2 et 3 heures après l'accident.

Asthme

Peu d'affections sont aussi angoissantes que

les crises d'asthme, tant pour le malade que pour son entourage. La respiration devient difficile, il semble que le malade va suffoquer, pour mieux respirer, il s'accroche à son lit; la respiration devient sifflante, haletante, la face se congestionne, les yeux se gonflent. Ces crises se produisent généralement la nuit et à des intervalles plus ou moins éloignés.

L'asthmatique doit avoir un régime sévère : s'abstenir d'aliments lourds et indigestes, de liqueurs, d'alcool; il doit éviter les froids humides, les brouillards, les poussières.

Pendant les accès, il faut donner beaucoup d'air au malade et lui faire fumer des cigarettes de datura; si on n'a pas de datura, on fumera des feuilles de sauge en cigarette ou dans une pipe. M. Clément indique la décoction suivante : 60 gr. de racine d'aunée, une demi-poignée de têtes d'hysope et autant de marrube blanc, une pincée de fleurs de coquelicot, faire cuire le tout dans un litre d'eau. A chaque tasse de liquide ajouter 30 gr. de sirop de lierre terrestre. Boire une tasse de cette décoction toutes les deux heures.

Le cochléaria, employé en infusion, peut rendre de grands services dans l'asthme. On peut également faire une infusion de *millepertuis*, 50 gr. par litre d'eau. Nous recommandons également le *Mélange des Plantes pulmonaires du Dr Davis* (2 fr. 50 la boîte avec toutes les indications, 187, rue du Temple à Paris).

Blennorrhagie

Etant donné le caractère confidentiel de cette maladie, nous ne pouvons nous y étendre beaucoup et nous renvoyons nos lecteurs au livre spécial que nous avons écrit sur ce sujet (Traité des maladies secrètes, 2 fr. 50). A l'encontre de ce que l'on croit généralement, la Blennorrhagie est une affection sérieuse et le grand Ricord disait à son sujet « que nous savons quand elle commence, mais que Dieu seul sait quand elle finit). Le malade doit se priver de vin, de liqueurs, d'alcool, de café, de bière, éviter les marches, porter un suspensoir et surtout éviter de faire dans le canal des injections qui peuvent couper la *chaude pisse* (désignation populaire de la blennorrhagie), mais qui occasionnent dans la suite des rétrécissements souvent dangereux.

Les complications redoutables de la chaude-pisse sont : l'*orchite*, l'*ophtalmie* et le *rhumatisme blennorrhagique*, que l'on évitera en suivant notre traitement.

Contre un mandat de 20 fr. 75, nous envoyons

le traitement complet de cette maladie avec toutes les explications nécessaires.

Bronchite

Elle est *aiguë, chronique, capillaire* quand elle s'attaque aux petites bronches. Il faut soigner toute bronchite avec énergie, car négligée elle pourrait tourner à la tuberculose.

Nous avons toute une série de produits soigneusement préparés, destinés à couper la toux et à fortifier les poumons. Toute personne ayant une bronchite aiguë ou chronique, un catarrhe ou toute autre affection des bronches, fera bien de suivre le traitement du Dr Davis, qui sera envoyé contre un mandat de 15 francs. Le matin prendre une cuillerée à soupe de l'*Elixir pulmonaire du Dr Davis*, dans la journée prendre 6 de nos *capsules pour les bronches* et enfin le soir, en se couchant, faire une infusion du *mélange de plantes pulmonaires*. Ce traitement a toujours réussi et nombreuses sont les lettres des tousseurs nous remerciant de les avoir guéris.

Voici une recette en usage dans nos campagnes qui donne également de bons résultats pour le traitement de la bronchite. On prend un navet, une pomme reinette, de la bourrache, du chiendent, de la capillaire, de la chicorée sauvage, lierre terrestre, aigremoine, pissenlit, fumeterre, fleurs de bouillon blanc, une pincée de chaque plante ; figues, raisins secs, racine de guimauve 40 gr. de chaque sorte. Faites bouillir le tout dans 3 litres d'eau jusqu'à réduction de moitié, passez à travers un linge et ajoutez du sucre candi.

La racine d'angélique (50 gr. par litre d'eau), la tisane de cônes de houblon, les fleurs de sureau, l'hysope, la bourrache, la pulmonaire en infusion sont excellents dans les cas de toux et de bronchite.

Brûlures

Le Docteur Thierry, médecin de l'hôpital de la Charité, à Paris, a découvert le meilleur remède contre les brûlures. On achète chez le pharmacien pour 3 sous d'acide picrique en sel. On le fait dissoudre dans un litre d'eau froide et on lave avec cette solution la partie brûlée. Toute douleur est supprimée instantanément, les plaies et les ampoules ne se forment pas et la guérison est complète en 3 ou 4 jours.

Le journal « la Santé universelle » donne également une recette excellente.

On prend 100 gr. d'huile d'olive, à laquelle

on ajoute quelques pincées de la seconde écorce de sureau, on fait bouillir le tout jusqu'à consistance de pommade et on en applique un peu sur la brûlure, 3 fois par jour. Cette préparation se conserve longtemps. Un oignon crû écrasé, avec une poignée de sel, donne également de bons résultats. Les cuisinières ont un remède énergique, mais il faut avoir un certain courage pour s'en servir. Elles exposent la partie brûlée à un feu ardent, ce qui augmente la douleur au début, mais qui la fait disparaître pour toujours en quelques instants.

Cancer

C'est la maladie la plus terrible qui puisse atteindre un être humain ; on ne connaît aucun remède qui puisse le guérir. Même en opérant par la chirurgie, la guérison n'est que problématique, car il y a généralement récidive au bout de quelques mois.

Le cancéreux devra manger plus de légumes que de viande et prendre beaucoup de tisanes dépuratives (saponaire, salsepareille, douce amère, feuilles de noyer) ou, ce qui est encore préférable, prendre *le Dépuratif végétal du Dr Davis,* 2 fr. 50 la boîte, 2 fr. 75 par la poste.

Si le cancer est extérieur, on lavera souvent la plaie avec des infusions de feuilles de sauge.

Carreau

Maladie qui atteint les petits enfants et qui se déclare surtout quand on leur donne à manger trop tôt (se rappeler que jusqu'à 2 ans, l'enfant ne doit prendre que du lait). Donc, suppression de la nourriture trop forte, donner à l'enfant soit des bains salés ou mieux de feuilles de noyer. Chaque matin lui donner une cuillerée à soupe d'huile de foie de morue et chaque soir frictionner tout son corps soit avec de l'eau de cologne, soit avec de l'eau-de-vie pas trop forte.

Cauchemars

Les personnes qui ont des cauchemars devront manger peu le soir et ne se coucheront que 2 heures après le repas, quand la digestion sera terminée. Il leur faudra éviter tout travail fatiguant et surtout toute étude avant de se mettre au lit. Généralement les cauchemars ont pour origine, soit une mauvaise digestion, soit de la constipation. Nous conseillons donc à ces malades de prendre après le repas une tasse de notre *Thé des Templiers* (2 fr. 50 la boîte, adresser les commandes au 187, rue du Temple à Paris), et au moment de se coucher 2 *de nos pilules calmantes.*

Cheveux (Chute des)

Les cheveux tombent soit à la suite d'une maladie infectieuse (érysipèle, fièvre typhoïde, etc.) soit par suite d'un tempérament arthritique et rhumatisant, soit à la suite d'une trop grande abondance de pellicules qui empêchent la nutrition et la respiration du cuir chevelu. Que de remèdes, de pommades, de lotions de toutes sortes ont été proposés pour empêcher la chûte des cheveux !

Règle générale, tenez-vous toujours la tête bien propre et pour cela tous les deux jours, faites-vous une bonne friction avec une infusion de feuilles de sauge et de romarin, dans laquelle vous mettrez 2 cuillerées à soupe de rhum. Mais surtout employez *l'eau des Druides du Dr Davis* (3 fr. le flacon d'un 1/4 de litre, adresser les commandes, 187, rue du Temple, à Paris). Cette eau merveilleuse nettoie admirablement la tête, la débarrasse de toutes les pellicules, fortifie les racines des cheveux, les empêche de devenir cassants, leur donnant tout à la fois beauté et solidité.

Cholérine

Le meilleur remède c'est de se mettre à la diète absolue, au moins pendant 48 heures. On tiendra bien au chaud le ventre du malade et on lui donnera des grogs au rhum. On pourra également lui administrer un lavement d'un verre d'eau tiède dans lequel on mettra 30 gouttes de laudanum.

Coliques

On donne ce nom à des douleurs qui siègent dans la région abdominale.

Coliques venteuses, causées par une trop grande abondance de gaz dans l'estomac, résultat de mauvaises digestions ou de constipation. Les tisanes d'anis vert ou étoilée, de menthe poivrée, d'angélique, d'hysope, de camomille, de mélisse, de cannelle, sont excellentes contre les coliques venteuses. Avant tout, supprimer la cause de ces coliques en prenant à la fin de chaque repas une infusion de *notre Thé des Templiers* (2 fr. 50 la boîte, au dépôt, 187, rue du Temple à Paris).

Coliques nerveuses causées soit par une frayeur, l'abus des plaisirs ou le froid. Emploi des mêmes tisanes que ci-dessus et application sur le ventre de compresses trempées dans de l'essence de térébenthine. Faire usage de *nos pilules calmantes* (2 fr. 50 la boîte).

Coliques, suite de couches. Donner simplement une infusion de camomille (6 fleurs dans une tasse d'eau) et appliquer des compresses chaudes sur le ventre.

Coliques de plomb, atteignant surtout les peintres, les imprimeurs et toutes les personnes qui travaillent les sels de plomb. Les symptômes de cette terrible maladie sont : sécheresse de la gorge, sensation de brûlure dans l'œsophage, douleur au creux de l'estomac, constipation ou diarrhée noirâtre, les extrémités sont refroidies, les gencives présentent un liseret noir. Il faudra donner 100 gr. d'huile d'olive chaque matin à jeun ; si le malade ne peut avaler de l'huile, on lui donnera un grand lavement d'un litre d'huile d'olive et cela avec une grande canule en caoutchouc de 0 m. 30 de long.

On donnera de la tisane de têtes de pavots.

Aux plombiers et aux imprimeurs qui veulent éviter ces coliques, nous recommandons de ne pas faire usage de spiritueux et d'alcools et de boire chaque jour de 1 à 2 litres de lait, qui est un excellent contre-poison.

Coliques hépatiques et néphrétiques, causées par le foie et les reins. Absorber également de l'huile d'olive soit par la bouche, soit en lavement. Les personnes sujettes à ces terribles coliques feront bien de prendre l'*Elixir aux Cent plantes du Dr Davis* (4 fr. 50 le flacon, au dépôt, 187, rue du Temple, Paris), qui, par ses qualités dépuratives, empêche la formation des calculs hépatiques et néphrétiques.

Constipation

La constipation est la maladie la plus commune, surtout chez les femmes. *C'est un ennemi qu'il faut combattre avec soin*, car c'est la porte d'entrée pour beaucoup d'autres maladies. Elle occasionne une série de malaises, étourdissements, bouffées de chaleur au visage, violents maux de tête, tendance au sommeil, perte de l'appétit. Les personnes constipées sont tristes, irritables et digèrent toujours mal. Nous ne cesserons de le répéter : *Méfiez-vous de la constipation ! Il y a d'abord un traitement hygiénique.*

1° Se présenter à la selle tous les jours à la même heure, même si l'on n'éprouve aucun besoin et si l'on n'obtient aucun résultat. Recommander la position accroupie plutôt que la position assise. Ne jamais résister à un besoin quand il se fait sentir.

2° Les viandes, les œufs, le lait, etc., laissant

peu de résidus, prédisposent à la constipation. On donnera donc aux constipés beaucoup de légumes verts, surtout des choux et des épinards, les fruits seront excellents, surtout le raisin. Moins on boit d'eau et plus les selles sont rares, aussi les constipés feront-ils bien de boire le plus possible. Ils devront marcher souvent et surtout après les repas. Matin et soir, faire des frictions sur le ventre, soit avec de l'eau de cologne, soit avec de la simple eau-de-vie. Les lavements seront excellents. Une méthode très simple et efficace consiste à prendre un petit lavement d'eau froide de 200 gr. le soir, une fois couché et de le garder. Il est bien rare que le matin, il ne se produise pas une selle spontanée. Du reste, nos lecteurs trouveront des renseignements plus complets sur le traitement de la constipation chez les adultes et les enfants dans le livre que nous avons écrit spécialement sur ce sujet « *Les Maladies de l'estomac et la constipation* » traitées et guéries par les plantes; envoyer un mandat-poste de 2 fr. 50 à la Médecine par les Plantes, 187, rue du Temple à Paris.

Pour se guérir entièrement de la constipation, demandez soit notre *Thé des Templiers* (2 fr. 50 la boîte, par la poste 2 fr. 75, adresser lettres, mandats et commandes à la Médecine par les Plantes, 187, rue du Temple, à Paris).

Nos graines de santé, que l'on prend le matin en se levant, sont également excellentes contre la constipation. Ces 2 produits, composés de plantes et de graines soigneusement choisies, donnent des selles abondantes sans coliques. Les personnes de tout âge peuvent prendre sans dégoût le *Thé des Templiers*, boisson agréable à prendre à la fin des repas, et qui est également dépurative.

Coqueluche

Peu grave en elle-même, la coqueluche est une maladie qu'il faut surveiller avec soin, car elle peut préparer le terrain aux bronchites et à la tuberculose. Aussi, il faut veiller avec soin l'alimentation pendant la convalescence et la rendre aussi substantielle que possible.

La coqueluche est contagieuse ; on ne l'a qu'une fois.

On a proposé beaucoup de remèdes, mais hélas, il n'en est pas un seul dont on puisse dire qu'il guérira sûrement la coqueluche. Le Dr Cazin dit s'être bien trouvé du narcisse des prés. On emploie les fleurs à la dose de une ou deux pincées par verre d'eau bouillante, on sucre et on administre par cuillerées à café. Dans nos campagnes, on emploie beaucoup l'infusion de coquelicot. *Notre Elixir des Chantres de St-Gervais* (2 fr. 50 le flacon) donne également de bons résultats, 4 cuillerées à café par jour. Mais, règle générale, aussitôt qu'un enfant a la coqueluche, il faut le changer d'air ; c'est encore le meilleur traitement.

Courbature

La courbature est caractérisée par une grande lassitude, on a les membres brisés : elle se produit soit à la suite de travaux excessifs, d'exercices violents, ou est quelquefois le prélude d'une grave maladie.

Le meilleur, c'est de se mettre au lit, de transpirer et de prendre des infusions de plantes aromatiques : bourrache, tilleul, camomille, menthe, etc.

Crachements de sang

Quand le sang est rouge, il vient du poumon, c'est une *hémoptysie* ; quand il est couleur de marc de café, il vient de l'estomac, c'est *l'hématémèse*.

L'hémoptysie provient de la rupture d'un vaisseau dans les poumons. Le malade sera donc assis dans son lit, il ne parlera pas et son entourage gardera le silence; sa chemise sera largement ouverte et la poitrine peu couverte. On mettra une bouillotte chaude aux pieds ou on les enveloppera dans de la ouate; la fenêtre sera ouverte. Toutes les boissons seront prises aussi froides que possible et l'alimentation sera exclusivement liquide. Trois fois par jour on donnera 10 gouttes de perchlorure de fer dans un verre d'eau sucrée. Donner également des infusions froides de fleurs de bouillon blanc, de fleurs de saule, d'aigremoine, de bourse à pasteur. Si l'hémorrhagie se prolongeait, appeler le médecin.

L'hématèmèse est un indice d'une maladie grave de l'estomac. Il faudra donner de la glace pilée, que le malade avalera sans la sucer.

Crampes d'estomac

Rien de plus désagréable que ces crampes qui indiquent un mauvais état de l'estomac (lire à ce sujet notre livre spécial « *Les Maladies de l'Estomac* » que nous enverrons contre un mandat-poste de 2 fr. 50). Pour calmer les crampes d'estomac, on prendra des infusions de tilleul ou de fleurs d'oranger, dans lesquelles on mettra une dizaine de gouttes de laudanum. Ou mieux on prendra *la Gastralgine du Dr Davis.*

A la moindre sensation pénible du côté de l'estomac (*crampes, renvois, acidité, aigreurs, brûlures, tiraillements, gaz*), on prend aussitôt à quelque moment que ce soit, jour ou nuit, une cuillerée à dessert de *la Gastralgine du Dr Davis* qu'on délaie dans un peu d'eau de seltz (siphon).

Dartres. Eczéma

Il y a des *dartres sèches et des dartres humides*, toutes deux sont causées par une maladie de la peau et proviennent d'un mauvais état du sang qu'il faudra d'abord purifier. On prendra donc nos deux dépuratifs, soit *l'Elixir aux Cent Plantes* (4 fr. 50 le flacon, 187, rue du Temple) composé uniquement d'extraits de plantes, soit *notre dépuratif végétal Davis*, plantes soigneusement choisies que l'on fait macérer soi-même dans du vin. Tous ceux qui sont sujets à avoir des dartres, des boutons, ne mangeront ni mets épicés ou vinaigrés, ni charcuterie, ni poissons, ne boiront ni liqueurs, ni alcool, ni café. Ceux qui habitent les villes, prendront un bain sulfureux tous les 10 jours.

Dents

Chacun a grand intérêt à soigner et à garder

ses dents et cela, non pour une question de beauté, mais quiconque a de bonnes dents, a aussi une bonne mastication des aliments. Une grande partie des maladies d'estomac et la constipation proviennent d'une mauvaise mastication, conséquence de dents gâtées ou arrachées. Règle générale, lavez-vous les dents après chaque repas. Vous enlèverez les parcelles alimentaires qui sous l'action de la fermentation, produiront des acides qui gâteront vos dents.

Chaque matin, frottez-vous doucement les dents avec une brosse douce trempée dans du charbon de bois pulvérisé ; c'est là un excellent dentifrice.

Je tiens à recommander le *Dentifrice du Dr Davis,* qui blanchit et conserve les dents.

Diabète

Le diabète est caractérisé par la présence de sucre dans les urines. Le diabétique urine beaucoup, a toujours soif, mange beaucoup et cependant maigrit rapidement, il a souvent des troubles de la vue, de l'estomac et des intestins.

Il faudra surtout avoir grand soin de la peau, pour la préserver des écorchures qui sont parfois si dangereuses, la peau du diabétique étant généralement dure et sèche. Le diabétique prendra deux bains tièdes par semaine. Il devra porter des vêtements chauds, de flanelle surtout, sur la poitrine et sur les membres. Le diabétique, de par sa maladie, est porté à la paresse ; il faudra qu'il réagisse, car le travail musculaire est absolument nécessaire dans le traitement de cette maladie.

Le moral a également une grande importance et l'entourage du diabétique fera bien de lui éviter tout souci, toute émotion ou contrariété et l'égayer le plus possible.

L'institution d'un régime sévère est de première nécessité. Le diabétique ne mangera ni *aliments sucrés ou féculents,* privation totale *du sucre* ; pour sucrer son café, il prendra de la glycérine neutre. *Tous les fruits seront défendus*, ainsi que les *légumes sucrés* : carottes, navets, raves, betteraves, oignons.

Défense également de manger les *farineux* et tous *les aliments riches en amidon* ; seigle, maïs, pois, lentilles, haricots, fèves, châtaignes, toutes les pâtes, vermicelle, semoule, macaroni ; les *pâtisseries* sont aussi défendues.

La pomme de terre et le riz sont permis. Tous les *légumes verts* sont permis, cuits au beurre ou à la graisse.

Toutes les graisses, sous forme de beurre, de graisse de porc, de lard, d'huile associée aux légumes, d'œufs, de fromages, de fruits huileux, noix, olives, amandes, noisettes, doivent occuper une grande place dans l'alimentation du diabétique.

Le malade ne prendra *que 50 gr. de pain* à chaque repas, mais surtout de la croûte.

Toutes les viandes sont permises, ainsi que les *poissons*.

Boissons. Le diabétique doit boire à sa soif; il peut prendre *du vin*, mais pas de bière. Le *thé*, le *café*, le *lait* sont autorisés, mais sans sucre. Le régime lacté absolu a donné de bons résultats.

Contre un mandat-poste de 25 fr. nous enverrons le traitement complet du diabétique, avec toutes les explications nécessaires. Adresser lettres, mandats et commandes à la Médecine par les Plantes, 187, rue du Temple, à Paris.

Diarrhée

Tout malade qui a de la diarrhée doit être soumis à une diète relative comme alimentation, il ne prendra que du riz, des œufs, des pâtes alimentaires.

Si la diarrhée est légère, on lui supprimera les boissons autant que possible. Si la diarrhée est forte, il se produit une soif ardente, qu'il faut calmer en donnant soit de la *tisane de riz* (40 gr. de riz en décoction dans un litre d'eau) soit de *l'eau albumineuse* qui se prépare en battant quatre blancs d'œufs dans un litre d'eau aromatisée. Il faudra entourer le ventre avec de la flanelle, des linges chauds ou de la ouate.

La liqueur de myrtilles, faite avec des baies de myrtilles macérées dans de l'eau-de-vie, est excellente contre la diarrhée. Recommandées également sont les tisanes de bourse à pasteur, de feuilles de ronce, de camomille, d'aigremoine, de feuilles de plantain.

Diarrhée des enfants

Chez les enfants en bas âge, la diarrhée est grave et beaucoup en meurent.

Dans toute diarrhée, la première chose à faire est de soumettre l'enfant exclusivement au lait, ou, ce qui *est de beaucoup préférable*, ne lui donner que l'eau, pendant 48 heures ou même davantage s'il le faut.

Si l'enfant est au sein, on espacera le nombre des tétées et on lui donnera une cuillerée à dessert d'eau de Vichy après chaque tétée.

Si la diarrhée est *verte*, ne lui donner que de l'eau albumineuse additionnée d'un peu de cognac.

On donnera aussi à l'enfant un blanc d'œuf battu dans un verre d'eau; on y ajoute un morceau de sucre.

Dyspepsie

La dyspepsie est caractérisée par le manque d'appétit, la mauvaise digestion et surtout par les digestions lentes et laborieuses. On éprouve des renvois acides, des douleurs d'estomac, un malaise général. La dyspepsie s'accompagne généralement de constipation.

Les dyspeptiques ne mangeront ni sauces ni ragoûts, ni farineux, ni mets épicés ou vinaigrés, ni charcuterie, ni gibier; ils ne boiront ni liqueurs, ni alcool, ni café, ni thé. Règle générale, tout malade de l'estomac boira aussi peu que possible. Mais le remède par excellence est la *Gastarine du Dr Davis*. On fait dissoudre une grande cuillerée à soupe de cette gastarine dans une bouteille d'eau minérale d'eau d'Evian. On prend 100 gr. de cette eau entre 10 et midi, 100 gr. entre 4 et 5 h. et 100 gr. à 9 h. du soir. Chacune de ces prises sera tiédie au bain-marie et bue par petites gorgées (Prix de la gastarine, 2 fr. 50, 187, rue du Temple à Paris).

Après chaque repas, le malade prendra une infusion de *notre Thé des Augustins*, mélangé de plantes soigneusement choisies qui donnera d'excellentes digestions.

La petite centaurée, le romarin, le serpolet, le millepertuis, la camomille sont excellents en tisane ; en boire une petite tasse à la fin de chaque repas.

Empoisonnement

Premiers soins à donner en cas d'empoisonnement :

Donner immédiatement un vomitif énergique (émétique ou ipéca) et boire beaucoup d'eau tiède.

Quelques instants après administrer une purge pour nettoyer l'intestin. Donner du lait ou de l'eau albumineuse que l'on prépare ainsi que nous l'avons indiqué plus haut.

Engelures

Quand l'engelure n'est pas ulcérée, on s'en débarrassera assez facilement en la badigeonnant avec une solution de perchlorure de fer, mélangé d'eau en parties égales.

Nos paysans les soignent en faisant cuire des oignons de lis blanc dans du lait et en les appliquant en cataplasmes sur les parties malades.

Un autre remède est également employé en Franche-Comté. Dans un litre de lait on fait bouillir pendant 20 minutes 2 poignées de feuilles de bouillon blanc. En se couchant on lave les engelures ulcérées.

Pour éviter d'attraper des engelures, on devra, l'hiver, supprimer les bas de laine ou de coton et les remplacer par des bas de fil.

Enrouement

Le meilleur moyen pour guérir l'enrouement, c'est de prendre l'*Elixir des chantres de St-Gervais du Dr Davis* (le flacon sera expédié contre un mandat de 2 fr. 75) dans lequel l'*Herbe aux chantres* occupe une grande place.

Le Mélange Pulmonaire du Dr Davis donne aussi d'excellents résultats. On met 2 cuillerées à soupe de ces plantes dans une tasse d'eau bouillante et recouvrant la tête d'un linge, on en absorbe toute la vapeur qui s'échappe de la tasse.

Les infusions d'aigremoine, de fleurs de houblon et de serpolet peuvent aussi guérir rapidement l'enrouement.

Entorse

Dès que l'accident est arrivé, faites couler de

l'eau froide sur la partie malade, enveloppez ensuite le membre dans des compresses trempées dans de l'eau blanche. Si l'entorse est sérieuse, faites du massage avec notre. *Graisse de marmotte*, cette graisse miraculeuse, de plus en plus difficile à se procurer, maintenant que les marmottes disparaissent de nos montagnes. Le massage devra toujours être fait en allant de bas en haut.

Ephélides (taches de rousseur)

Cette petite infirmité frappe surtout les personnes à peau blanche et fine ; il est difficile de les faire disparaître complètement. On recommande beaucoup l'*eau d'anémone* composée de la manière suivante :

Herbe d'anémone . . . . . . 50 gr.
Eau . . . . 300 —

Laissez macérer pendant 2 jours et plusieurs fois par jour, lotionnez-vous les parties atteintes.

Les taches de rousseur prennent plus d'éclat quand on s'expose au soleil.

Fièvre de lait

Cette fièvre se déclare 2 ou 3 jours après les règles et elle dure de 24 à 36 heures; sa fin est annoncée par des douleurs aux seins, l'écoulement du lait et surtout de grandes sueurs.

Pendant cette fièvre, on évitera toute émotion à la malade, on la tiendra chaudement et, pour lui éviter toute fatigue, on interdira l'accès de sa chambre.

Fissure à l'anus

C'est une petite crevasse qui se forme autour de l'anus ; elle n'est douloureuse que s'il y a constipation. Il ne faut jamais négliger une fissure à l'anus, car il faudrait ensuite recourir à l'opération. Avant tout, il faut éviter la constipation en prenant notre *Thé des Templiers* ou *nos graines de santé* (2 fr. 50 la boîte, 2 fr. 75 par la poste). Prendre chaque soir un bain de siège soit avec du son ou de l'amidon.

Après le bain de siège, mettre sur la fistule un peu de *notre pommade antihémorroïdale*. Malgré ce traitement si la fistule continue à suppurer, il faudra appeler le médecin.

Flueurs blanches ou Leucorrhée

Aucune maladie n'est aussi fréquente et il est peu de femmes qui n'en sont pas atteintes. Cette maladie est caractérisée par un écoulement blanchâtre, quelquefois jaunâtre, d'un liquide séreux plus ou moins épais. Peu de maladie fatigue autant la santé de la femme que les flueurs blanches. Celles qui en sont atteintes ont : de l'anémie, des maux de tête, des migraines, manque d'appétit, tiraillements d'estomac, ballonnement du ventre, de la lassitude et de la tristesse. Les flueurs blanches si on ne les soigne pas, causent de l'inflammation des parties génitales et finissent, en devenant chroniques, par épuiser la santé de la femme.

On fera des injections d'écorce de chêne en décoction, de feuilles de noyer, d'ortie blanche, ou bien on prendra une injection d'un verre de lait dans lequel on mettra 10 gouttes d'essence de lavande.

Le meilleur remède est celui que nous ordonnons à toutes nos clientes de Paris.

Le soir en se couchant on trempe un petit tampon de coton hydrophile *dans l'Antileucorrhéïque du Dr Davis*, on enfonce ce tampon dans le vagin aussi loin que possible et on le retire le lendemain matin.

On prend ensuite une injection d'un litre d'eau tiède dans laquelle on mettra deux cuillerées à soupe de notre *Poudre Mexicaine*.

Prix de l'Antileucorrhéïque. . . 3 fr. 50
Prix de la Poudre Mexicaine . . 2 fr. 50

Adresser les lettres et mandats au Directeur de

la Médecine par les Plantes, 187, rue du Temple, à Paris.

Foie (Maladies du foie)

Les principales maladies du foie sont : *la jaunisse* et les *coliques hépatiques.*

La Jaunisse, fréquente surtout au printemps et à l'automne, débute par un malaise général et, le canal biliaire étant obstrué, la bile passe dans le sang et on devient jaune. On met le malade au lait, on lui donne de grands lavements d'eau froide. Pour les malades que le goût d'huile ne répugne pas, le meilleur traitement est de prendre chaque matin un grand verre d'huile d'olive. Et chaque soir on donnera une grande cuillerée à soupe de dépuratif par excellence : l'*Elixir aux cent Plantes du Dr Davis* (4.50 le flacon, 187, rue du Temple, Paris).

On donnera aussi des purgatifs peu violents, tels que la rhubarbe et les feuilles de pêcher à petites doses. Pour calmer la soif du malade lui donner de la tisane de saponaire, d'aigremoine ou de marrube.

Les coliques hépatiques. En général, la colique hépatique se déclare brusquement : elle se traduit par des douleurs vives dans la région du foie, sous les côtes droites, tout le ventre est douloureux ; il y a presque toujours des vomissements et on devient jaune. Commencer par mettre des *cataplasmes* qu'on renouvellera assez souvent, et aussi chauds que possible. A défaut de cataplasmes, mettre sur toute la région douloureuse des serviettes chaudes, une brique chaude entourée de linge.

Si cela est possible donner des bains fréquents au malade et à une température aussi élevée que le malade pourra endurer.

Un traitement, qui nous a donné d'excellents résultats, consiste à faire avaler au malade 400 gr. d'huile d'olive pure, par cuillerées, en une demi-heure environ et lui faire attendre, couché sur le côté droit, que les selles diarrhéiques se produisent, ce qui arrive 8 ou 10 heures après. Cette méthode possède une efficacité réelle presque certaine, puisqu'elle coupe court habituellement à l'accès. La manière la plus commode de l'administrer consiste à la donner par cuillerées à bouche et à faire disparaître son goût désagréable en donnant au malade une tranche d'orange ou de citron.

Nous avons un traitement spécial par les plantes et extraits végétaux, pour empêcher le retour de ces terribles coliques hépatiques ; nous l'enverrons contre un mandat-poste de 20 francs avec toutes les explications nécessaires. Ecrire à

la Médecine par les Plantes, 187, rue du Temple, à Paris.

Goître

Maladie fréquente, surtout dans les régions montagneuses, qui attaque plutôt les femmes que les hommes. On la traite en buvant, matin et soir, cinq gouttes de teinture d'iode dans du lait. Le goîtreux prendra en même temps nos dépuratifs l'*Elixir aux cent Plantes* et le *Dépuratif végétal du Dr Davis*.

Gourme ou croûtes de lait

La gourme se développe chez l'enfant au moment de la dentition. C'est une erreur de croire que c'est un signe de santé. Il faut au contraire les faire disparaître, car elles épuisent l'enfant et sont une porte d'entrée pour d'autres maladies.

Le meilleur traitement consiste à mettre dans le lait de l'enfant des tisanes amères telles que la pensée sauvage et la fumeterre. Chaque soir, en couchant l'enfant, on lui lavera toutes les parties malades avec une infusion soit de feuilles de noyer, de sureau, de sauge, on mettra ensuite une couche de vaseline.

Hémorroïdes

Les hémorroïdes sont de petites tumeurs qui se forment autour de l'anus, produites par la dilatation des artères et des veines de cette région : elles peuvent être *internes* ou *externes*.

Les hémorroïdes sont produites par la constipation ; c'est donc cette dernière qu'il faudra combattre, en prenant soit notre *Thé des Templiers, soit nos graines de santé.* Chaque soir en se couchant, le malade atteint d'hémorroïdes prendra un bain de siège d'eau froide. Après le bain il mettra autour de l'anus un peu de notre *pommade antihémorroïdale*, à peu près la grosseur d'une noisette.

Les personnes atteintes de cette maladie feront bien de suivre un régime doux, de s'abstenir de liqueurs alcooliques, de salaisons et en général de tous les aliments échauffants ; elles mangeront beaucoup de légumes verts, des fruits, des compotes ; l'eau pure serait pour elles la boisson idéale. Contre un mandat de 5.50 à la Médecine par les plantes à Paris, nous adresserons un pot de *notre pommade antihémorroïdale*. Cette pommade soulage instantanément la douleur et guérit les hémorroïdes au bout de quelque temps.

Nos paysans font bouillir des pépins de

coing, dépouillés de leur écorce, dans du lait, et les mettant dans de petits sacs, ils les appliquent bien chauds sur les hémorroïdes.

Hydropisie

L'hydropisie est produite ordinairement par une maladie du foie, du cœur ou des reins : en tout cas, quelqu'en soit l'origine, c'est toujours un symptôme grave. Des frictions sèches seront faites, matin et soir, sur les membres et sur les reins avec un gant de laine rude ou un gant de crin. Dans le lit, la tête et le tronc doivent être fortement relevés par des coussins, dans le jour les hydropiques peuvent rester étendus sur une chaise longue, les jambes allongées, mais jamais ils ne doivent avoir les jambes pendantes. Mais il faut surtout faire travailler les reins et pousser aux urines. Pour cela le *Mélange de plantes diurétiques du Dr Davis* est tout indiqué (2.50 la boîte, 2.75 par la poste, à faire macérer dans deux litres de vin blanc léger. Nous recommandons aussi les infusions faites avec la seconde écorce du sureau (10 gr. pour 1 litre). La reine des prés, les queues de cerises, les stygmates de maïs, le genêt, les baies de genièvre peuvent rendre également de grands services en infusions. Mais ils sont moins actifs que le sureau.

Il faudra également donnner des purges fréquentes aux hydropiques.

M. Debreyne a donné la formule suivante qui produit de bons résultats :

Jalap concassé.	8 gr.
Scille.	8 —
Nitrate de potasse	15 —
Vin blanc	1 litre

On laisse macérer le tout pendant 36 heures et on prend chaque jour 3 cuillerées à soupe de ce mélange, une le matin, une à midi et une le soir.

Lumbago

Le lumbago, appelé vulgairement *tour de reins*, a son siège au bas des reins. On ressent une douleur très vive, surtout quand on essaie de marcher ou de se baisser.

On fait des massages avec un corps gras quelconque : c'est là le meilleur traitement du lumbago.

Mal de tête et migraine

Différente du mal de tête, qui rend la tête toute entière douloureuse, la migraine ne prend que des parties isolées de la tête, elle siège tantôt au front, au sourcil, à la tempe. La personne qui va être prise d'un accès de migraine ressent d'abord un malaise général, une grande lassitude, elle est de mauvaise humeur, les oreilles bourdonnent et souvent il y a des vomissements.

Bien souvent la migraine est causée par un mauvais état de l'estomac.

Toutes les personnes sujettes aux maux de tête et aux migraines se trouveront bien de prendre notre *Thé des Augustins* (2 fr. 50 la boîte par un mandat adressé 187, rue du Temple, à Paris).

Dès que l'accès de migraine est déclaré, passer à plusieurs reprises sur la partie douloureuse le *crayon du Dr Davis* contre les migraines (adresser les demandes à la Médecine par les plantes, 187, rue du Temple, à Paris). Ce crayon merveilleux calme de suite les douleurs les plus violentes.

Voici un remède bien simple, que chacun peut essayer ; il nous a souvent réussi.

Dès le début de l'accès de migraine, on fait absorber au malade une quantité d'eau assez abondante, 1 litre au moins, ou, ce qui serait préférable, une infusion d'un litre de *plantes diurétiques* du Dr Davis. Par ce moyen le malade en urinant beaucoup, élimine une quantité de toxine ou poison. Il faudra cesser tout travail et se tenir dans un endroit tranquille et frais.

Le café noir fort et froid peut aussi rendre des services ; les tisanes de menthe, de mélisse, de marjolaine sont également utiles.

Obésité

Si seulement je pouvais maigrir ! c'est là le rêve de toutes les personnes trop grasses, surtout des dames. On peut se faire maigrir, sans qu'il y ait du danger pour la santé générale.

Voici le régime qu'a suivi Bismarck et qui l'a débarrassé d'une obésité gênante :

Sept heures du matin : Une côtelette ou un filet de sole avec un peu de pain sans beurre.

Huit heures : Une tasse de thé sucré.

Dix heures : Un petit pain fourré de viande ou de saucisse.

Midi : Pas de potage ni de pommes de terre, deux verres de vin blanc, légumes verts, viande, œufs, fromage, oranges.

Quatre heures du soir : Thé sucré.

Sept heures du soir : Viande froide, œufs, salade, et deux verres de vin.

Règles générales : Pour maigrir, il faut boire le moins possible; celui qui réussirait à se priver de boisson maigrirait très rapidement. Ne manger ni sauces, ni ragoûts, ni farineux, ni pâtisseries. Manger surtout des viandes grillées, comme boisson, prendre surtout du thé. Enfin se purger tous les 15 jours. A ce traitement hygiénique, il faut ajouter les *pilules maigrissantes du Dr Davis*, 4 par jour, 2 avant chaque repas.

Phtisie ou Tuberculose

La tuberculose, voilà le minotaure qui dévore chaque année la plus belle partie de nos populations. Chaque année, en France, il meurt près de 180000 personnes de cette horrible maladie, qui exerce ses ravages dans tous les pays du monde et le nombre des victimes grandit de jour en jour. Chaque année une conférence internationale qui rassemble les médecins les plus distingués de tous les pays, étudie les moyens d'enrayer la marche redoutable et envahissante de cette terrible affection.

Les individus qui en sont menacés ont la taille élancée, la poitrine et le cou allongés et grêles, les cheveux et les cils sont longs, les yeux brillants et animés, généralement les ongles sont recourbés à leur extrémité, les sujets sont impressionnables, d'un caractère mobile et irritable; ils s'enrhument à tout propos et leurs rhumes traînent en longueur, ils ont la respiration courte.

Les débuts de la maladie sont marqués par le manque d'appétit, les désordres des règles chez la femme, l'altération de la voix, de la diarrhée fréquente, surtout l'amaigrissement, la perte des forces, une toux sèche, de l'essoufflement, des douleurs dans les côtés et surtout entre les deux épaules, des sueurs nocturnes, de la toux en se levant le matin accompagnée de quelques crachats.

Avant de parler du traitement, nous tenons à affirmer que la tuberculose est guérissable, à condition qu'on la soigne à temps, c'est-à-dire dès le début.

La maladie, abandonnée à elle-même a une marche continue avec aggravation graduelle qui tue plus ou moins rapidement suivant l'âge et les conditions sociales dans lesquelles le malade vit. Quelquefois la maladie procède par poussées séparées par des rémissions de plusieurs mois qui font croire à la guérison ; dans d'autres cas, le mal prend tout-à-coup une marche aiguë et rapide. L'aspect des crachats peut indiquer le degré auquel la maladie est arrivée.

Au début, les crachats sont blancs, transparents, mousseux ; puis ils deviennent opaques ; plus tard ils sont muco-purulents, verdâtres, privés d'air, striés de lignes jaunes. Enfin lorsqu'il y a des cavernes, les crachats se composent de deux parties distinctes : un liquide muqueux, aéré et des masses isolées de couleur verte ou grise, qui nagent dans le liquide ; ces masses sont souvent striées de sang.

L'hygiène occupe une grande place dans le traitement du tuberculeux, elle est même plus importante que le médicament.

Hygiène de l'appartement. — Le tuberculeux doit occuper une chambre vaste, bien aérée, exposée au Midi, *jamais au Nord*. Il ne doit y avoir ni rideaux, ni tapis, ni tentures. En l'absence du malade, il faudra établir des courants d'air fréquents pour chasser toutes les poussières.

Si le malade ne peut sortir il restera couché sur une chaise longue, chaudement enveloppé dans une couverture, ayant aux pieds une bouillote d'eau chaude. Sa fenêtre sera entre-ouverte, mais il faut faire en sorte que l'air ne le frappe pas directement au visage.

S'il peut sortir, il restera au grand air toute la journée, mais dans un endroit abrité contre les vents.

Le repos est indispensable et le tuberculeux ne marchera que fort peu.

La nuit, il couchera la fenêtre entre-ouverte (du reste, tous nous devrions tenir entre-ouverte la fenêtre de notre chambre à coucher aussi bien la nuit que le jour).

Hygiène de la peau. — Il faudra prendre grand soin de la peau et cela, pour éviter ou pour arrêter les sueurs qui sont une cause d'affaiblissement. Pour cela, chaque soir on fera sur tout le corps une friction avec de l'alcool ou de l'eau de Cologne, soit avec *la friction du Dr Davis* qui réussit à supprimer les transpirations de la nuit (Prix du flacon : 4 fr. 75, contre un mandat-poste adressé au 187, rue du Temple, à Paris).

Hygiène alimentaire. — Un phtisique qui mange bien a toutes les chances de guérir.

Le phtisique doit manger beaucoup, il lui faut non seulement de l'alimentation, mais de la suralimentation. Il mangera souvent et peu à la fois, à peu près toutes les deux heures. Sa nourriture se composera de 8 à 10 œufs *crus* par jour, de 200 à 300 gr. de viande crue, hachée, de poudre de viande, de jus de viande, de lait, de bouillon, de cognac (1 à 3 petits verres par jour). Beaucoup d'aliments gras. Enfin, chaque jour, il faudra qu'il absorbe 2 à 3 cuillerées à soupe d'huile de foie de morue, à prendre au début des repas pour la faire mieux tolérer par l'estomac et pour diminuer les renvois désagréables.

Nous recommandons aux tuberculeux à la toux opiniâtre de prendre l'*Elixir du Dr Davis*, (3 fr. 50 le flacon) et ils verront la toux s'arrêter immédiatement. Nous avons du reste un traitement complet pour toutes les maladies de l'appareil respiratoire, nous l'expédierons sur demande avec toutes les explications nécessaires, contre un mandat-poste de 20 fr. 50, adressé à la Médecine par les plantes, 187, rue du Temple, à Paris.

Point de côté

Il faut toujours se défier d'un point de côté, car il est souvent le précurseur d'une maladie sérieuse. Quand on a un point de côté, ce qu'on a de mieux à faire est d'appliquer un vésicatoire qu'on laissera pendant 12 heures. Si malgré le vésicatoire le point de côté persiste, et surtout s'il y a fièvre, on fera bien d'appeler le médecin.

Règles

Quand une femme voit ses règles s'arrêter, il faut immédiatement en chercher la raison. A moins qu'elle ne soit enceinte, les règles sont supprimées, soit à la suite d'un froid, d'une émotion ou d'un état anémique. Dans ce cas, la femme se mettra des sinapismes aux cuisses et prendra chaque soir un bain de pieds à la farine de moutarde. Elle prendra en même temps des infusions d'armoise, de safran, de rue, d'absinthe.

Si l'arrêt des règles est produit par l'anémie, surtout chez les jeunes filles, il faudra soigner l'état général et la fortifier. Dans ce cas, nous lui conseillerons de prendre soit *nos plantes toniques* ou notre *Vin tonique reconstituant* que nous expédierons sur la demande de nos clients.

Aux femmes qui souffrent pour avoir leurs règles, nous recommandons tout spécialement les *Ovules du Dr Davis.*

Rhumatisme

Le rhumatisme peut être *articulaire*, quand la douleur se porte aux articulations, *musculaire* quand elle se porte sur les *muscles*.

Pour tous les rhumatisants, le lait devra avoir une grande place dans l'alimentation, ainsi que les œufs et les fromages frais. La viande sera toujours mangée bien cuite, mais il faudra éviter la charcuterie et le gibier.

Les soins à donner à la peau ont ici une importance capitale : il faudra prendre 3 bains sulfureux par semaine, qu'on fera suivre d'une friction sèche. On fera bien également de faire, matin et soir, du massage avec la *Pommade antirhumatismale du Dr Davis* (2 fr. 50 le pot).

Les bains de vapeur sont également très bons.

Pour tous les rhumatisants qui ne peuvent

prendre de bains, nous leur conseillons de faire chaque matin, une friction sèche avec un gant de crin sur toutes les parties malades.

Il est bien entendu que tous les rhumatisants ne doivent boire ni liqueurs ni alcool, ni café, et ne manger ni mets épicés ou vinaigrés, ni tomates, ni oseille, ni épinards. Pour cette maladie, comme du reste pour toutes les autres, nous nous tenons à la disposition de nos lecteurs et répondrons à tous les renseignements qu'ils voudront bien nous demander.

En terminant, donnons la recette du Dr Duhammeau d'un bain antirhumatismal qui fait rapidement disparaître les douleurs des articulations. On prend une poignée de romarin, de sauge, d'hysope, de laurier, d'absinthe, de fleurs de sureau, de feuilles de lierre (en tout 7 poignées). On fait bouillir le tout pendant une demi-heure, on ajoute une bonne poignée de sel marin. On laisse tiédir et pendant une demi-heure on laisse tremper le membre malade. Ce bain peut servir plusieurs fois, on y laisse les plantes et on chauffe à chaleur voulue.

Le rhumatisant veillera à ne jamais avoir de constipation, en prenant notre *thé des Augustins*.

Il boira, de plus, de la tisane de feuilles de frêne.

Rhume de cerveau

Le rhume de cerveau ou *coryza*, est l'inflammation de la muqueuse qui tapisse les fosses nasales. Il débute par du malaise général, de la courbature, et une sensation de sécheresse dans l'arrière-gorge. Quelques heures après il se produit un écoulement de liquide d'abord clair, puis de plus en plus foncé et épais. Il peut ne durer que quelques heures, comme aussi se prolonger pendant quelques jours.

On fait fondre dans un litre d'eau bouillie tiède, une cuillerée à soupe de chlorate de potasse ou d'acide borique, et 3 fois par jour on se fait des injections dans le nez. Au lieu de cela, on fait des injections dans le nez avec une infusion de nos *plantes pulmonaires*, le résultat en est encore plus certain.

Nos paysans ont un excellent remède : quand ils ont un rhume de cerveau, chaque soir en se couchant, ils se barbouillent tout le nez avec du suif.

Rougeole

Cette maladie attaque surtout l'enfance de 2 à 10 ans, et se caractérise par une multitude de taches rouges, ressemblant assez bien à des morsures de puces; elles disparaissent au bout de 3 jours, la peau se pèle ensuite et donne lieu à une quantité de pellicules.

La rougeole est précédée de fièvre légère, le nez coule et les yeux pleurent.

Le traitement consiste à laisser l'enfant dans une douce chaleur, à le mettre à la diète, et à lui donner des tisanes adoucissantes et sudorifiques, telle que la bourrache, qui facilite l'éruption de la rougeole.

Saignement de nez

Quelle que soit la cause du saignement de nez *ou épitaxis*, il faut chercher à l'arrêter, pour éviter la perte trop grande de sang. La première chose à faire est d'asseoir le malade dans un endroit frais, lui recommandant de tenir la tête haute et de faire peu de mouvements, il doit élever en l'air le bras correspondant à la narine par où se fait l'écoulement.

On appliquera dans le dos des compresses trempées dans de l'eau froide, et on donnera un bain de pieds très chaud.

Si cela ne suffit pas, il faut faire le tamponnement des fosses nasales, c'est-à-dire bourrer les narines de ouate que l'on pourra imbiber de perchlorure de fer.

Sciatique

La sciatique est la plus fréquente et la plus rebelle des névralgies, elle est occasionnée par la goutte, les rhumatismes, le froid. La douleur qui est violente et qui arrive souvent par accès, commence dans la hanche, passe sous le genou et va quelquefois jusqu'au talon.

Bien des remèdes ont été proposés pour guérir cette douloureuse maladie, mais peu ont une efficacité certaine. Nous en donnerons quelques-uns qui nous ont réussi souvent.

On entoure le membre malade d'une couche d'ouate que l'on saupoudre abondamment de *fleur de soufre*, et on la renouvelle chaque soir.

On peut aussi mettre des *vésicatoires* sous la forme d'une longue bande étroite tout le long du nerf sciatique.

Les bains sulfureux journaliers, d'une heure de durée, les douches tièdes, les douches de vapeur sont à conseiller.

Le massage, après la douche, fait avec douceur en allant de bas en haut, donne de bons résultats.

Enfin nous recommandons pour la sciatique, comme du reste pour toutes les douleurs, notre *graisse de Marmotte*, spécialement préparée et qui bien souvent nous a donné des résultats merveilleux.

Scrofules ou glandes

Voilà une maladie bien fréquente, surtout dans les villes, et qui fait le désespoir des enfants et surtout des jeunes filles qui en sont atteints. Il est vrai que ces glandes, quand elles percent, laissent derrière elles des cicatrices fort désagréables.

Ceux qui ont des glandes boiront pendant l'hiver beaucoup d'huile de foie de morue, le séjour à la campagne, et surtout au bord de la mer, est excellent.

Matin et soir ils se frictionneront doucement les glandes avec la *Pommade fondante du Dr Davis* (2.75 le pot).

Les dépuratifs sont également tout indiqués, car ces glandes sont souvent causées par une viciation du sang. Ces malades devront donc prendre soit l'*Elixir aux Cent Plantes* ou le *dépuratif végétal du Dr Davis* que nous leur enverrons sur leur demande.

Syncope

La syncope, appelée encore *défaillance ou évanouissement*, donne comme symptômes principaux la cessation de la respiration et la disparition presque complète des battements du cœur.

Il faut d'abord coucher la personne, desserrer ses vêtements pour lui donner autant d'air que possible.

Lui faire respirer du vinaigre et lui jeter de l'eau froide à la figure.

Quand le malade reprend ses sens, lui faire avaler soit du cognac avec de l'eau, soit quelque infusion aromatique.

Syphilis

Etant donné le caractère confidentiel de cette terrible maladie, nous ne pouvons dans ce livre qui doit être lu par tout le monde, entrer dans les explications nécessaires. Cela est fort regrettable étant donné le grand nombre de personnes atteintes de cette redoutable maladie (la proportion en France est de 1 sur 7) dont les effets terribles se font sentir des années après l'avoir contractée. A tous ces malades nous conseillons de lire *notre livre sur les maladies secrètes.*

Le traitement complet de cette maladie, avec toutes les explications nécessaires, sera envoyé *discrètement* à toutes les personnes qui nous en feront la demande en y joignant un mandat-poste de 20 fr. 75. Ecrire à l'adresse suivante :

La Médecine par les plantes, 187, rue du Temple, à Paris.

Tempéraments

On appelle tempéraments tout ce qui concourt à former la constitution d'une personne. La connaissance du tempérament est toujours nécessaire pour bien soigner une maladie et c'est avec raison que le malade cherche toujours un médecin qui connaît bien son tempérament.

Il y a quatre tempéraments :

Le *tempérament sanguin*, *lymphatique*, *bilieux et nerveux*. En naissant, chacun de nous apporte un de ces tempéraments, mais l'exercice, l'hygiène, les soins, peuvent transformer et même changer complètement ce tempérament.

Tempérament sanguin.

Il est facile de le reconnaître à la figure colorée, vermeille, enjouée, animée, à ses yeux vifs, à sa peau douce où l'on voit la circulation, la vie.

Les personnes douées de ce tempérament sont généralement bonnes et heureuses. Mais il leur faut éviter tout excès, étant sujettes à des congestions. Le tempérament sanguin devra donc avoir une vie sobre et faire beaucoup d'exercice.

Tempérament lymphatique.

Ce qui le caractérise, c'est la mollesse en toute chose, rien ne peut l'émouvoir, c'est ordinairement le tempérament des anémiques, des chlorotiques, des tuberculeux. Les lymphatiques sont des êtres ennuyeux pour eux-mêmes et pour les autres. Il faudra surtout leur donner des toniques, des viandes rôties, du vin, du café ; *le vin tonique du Dr Davis* est excellent et curatif pour ces cas. L'hydrothérapie, en douches froides ou tièdes, est indiquée ; après la douche faire sur tout le corps une friction avec de l'alcool.

Tempérament bilieux.

On le reconnaît à la peau jaune et brune, les cheveux et les yeux sont généralement noirs, le caractère est triste, ombrageux et en général il est difficile de vivre avec les gens atteints de ce tempérament.

Ce tempérament est produit par une maladie du foie. On devra éviter, dans ce cas, toute nourriture épicée ou vinaigrée, tout alcool ou liqueurs. Il sera nécessaire de prendre beaucoup de dépuratifs, surtout au printemps et à l'automne.

Nous recommandons l'*Elixir aux Cent Plantes*, qui n'est composé que d'extraits végétaux, et le *Dépuratif végétal du Dr Davis*, que nous enverrons contre mandat-poste de 4 fr. 75 pour l'Elixir et de 2 fr. 75 pour le dépuratif végétal.

Les bilieux sont généralement constipés ; ils

lutteront contre cette constipation en prenant notre *Thé des Augustins.*

Tempéraments nerveux.

Ce tempérament se rencontre souvent, il est causé par la prédominence du système nerveux, ce que nos paysans expliquent en disant qu'on a les nerfs plus forts que le sang.

Ce tempérament devra éviter les mets épicés ou vinaigrés, le café, le thé, l'alcool, les liqueurs, les excès de n'importe quelle nature.

Chaque soir, en se couchant, avec une grosse éponge, il se fera couler de l'eau froide tout le long de la colonne vertébrale.

Varice

Les varices se rencontrent surtout chez les personnes que leurs occupations obligent à rester longtemps debout et surtout chez les femmes, conséquence de leurs grossesses.

Toutes les personnes atteintes ou prédisposées aux varices feront bien de se bander les jambes avec des bandes de laine. Nous leur recommandons de prendre *l'Elixir antivariqueux du Dr Davis*, qui donne d'excellents résultats.

Quand les varices ont crevé et ont donné un ulcère variqueux, il faudra laver la plaie avec une infusion de sauge et mettre ensuite *de la poudre cicatrisante du Dr Davis* (1 fr. 50 la boîte, 187, rue du Temple, à Paris).

Variqueux, prenez également notre Elixir aux Cent Plantes, qui rafraîchira votre sang.

Vers intestinaux

Les principaux vers intestinaux sont *les lombrics*, qui ressemblent beaucoup aux vers de terre, et *les oxyures*, petits vers blancs d'un centimètre de long et minces comme un fil, qui se logent ordinairement à l'anus et surtout le soir donnent lieu à de grandes démangeaisons.

Pour faire disparaître *les lombrics* ou gros vers de l'intestin, prenez les *plantes vermifuges du Dr Davis* (2 fr. 75 la boîte), le mode d'emploi est indiqué sur la boîte.

Nous donnons ici un conseil à toutes les mamans. Quand votre enfant a les yeux cernés, mal au ventre, quand il se frotte constamment le nez, pensez tout de suite à lui donner notre vermifuge.

Pour faire disparaître *les oxyures* ou petits vers blancs, il suffit de prendre, le soir en se couchant, pendant 8 jours, un petit lavement d'eau sucrée ou vinaigrée.

Ver solitaire ou tœnia

C'est un long ver plat, composé d'une série d'anneaux et qui, souvent peut atteindre quelques mètres de long. Il cause de grands ravages dans l'organisme ; on s'aperçoit de sa présence quand on trouve dans les matières des fragments d'anneaux.

Nous avons un excellent remède pour le faire partir à coup sûr ; nous l'enverrons contre un mandat-poste de 5 fr. adressé à M. le Directeur de la Médecine par les Plantes, 187, rue du Temple à Paris. Toutes les indications sont écrites sur la boîte.

La veille au soir, avant de prendre le remède, ne boire que du lait. Le lendemain, 2 heures après avoir pris le remède, prendre une bonne purge. Enfin, quand on éprouvera le besoin d'aller aux cabinets, ne pas oublier de se mettre sur un vase rempli d'eau jusqu'au bord, de manière à ce que le ver ne se casse pas, en tombant.

Nous rappelons que toutes les lettres, commandes et mandats doivent être adressés à M. Chassagnette, directeur de l'Herboristerie, 187, rue du Temple, à Paris.

TROISIÈME PARTIE

CHAPITRE III

Des Soins à donner à l'Enfant

Traitant spécialement de l'Enfant, des soins à lui donner, de son alimentation, de ses maladies, et de la manière de les soigner.

L'enfant est né. Il est à terme ou né avant terme.

Occupons-nous d'abord de l'enfant né à terme. A la fin du chapitre, nous nous occuperons de l'enfant né avant terme.

Tout d'abord, aussitôt né, ne placez jamais l'enfant sur une chaise, on pourrait l'asseoir dessus dans un moment d'émotion ou de fatigue. Cela s'est vu.

En moyenne, l'enfant à terme :

— pèse 3 kil. 500 (7 livres) ;

— mesure $0^{m}50$;

— a une température oscillant entre 36° et 37° ;

— a 120 à 140 pulsations à la minute ;

— un nombre de respiration variable.

Son cordon ombilical est de 50^{cm}, et doit être coupé à 2 ou 3 travers de doigt de l'ombilic, coupé et lié avec un fil bouilli.

Son corps est recouvert d'une matière grasse (enduit sébacé). Cette matière grasse enlevée, la peau est plutôt rouge, comme irritée, congestionnée par le contact de l'air.

Que doit-on faire à l'enfant nouveau-né ?

Dès la naissance, il faut :

le nettoyer ;
le peser ;
le vêtir ;
le nourrir.

TOILETTE. — Pour ôter la matière sébacée dont l'enfant est recouvert, le meilleur moyen consiste à le recouvrir de vaseline boriquée, de frictionner légèrement avec cette vaseline et de l'essuyer avec un linge fin, usé et tiède. Il faut avoir soin d'enlever toute la matière sébacée au cou, aux parties génitales (surtout chez les petites filles), aux fesses, à l'anus, autour du cordon, qu'il ne faut pas tirailler.

Il faut avoir soin aussi de lui laver soigneusement les yeux avec un linge spécial très propre et de l'eau boriquée tiède. Il faut un linge pour chaque œil, le même linge ne doit pas servir pour les deux yeux.

L'enfant, une fois propre, il faut lui donner un bain tiède à la température de 34° environ. Après le bain, court, bien le sécher et le recouvrir partout de poudre de talc.

PESAGE. — Si on le peut, il faut peser l'enfant. Il doit être pesé bien enveloppé dans un linge chaud, dont on défalquera le poids après coup.

La pesée quotidienne de l'enfant est très utile, sinon indispensable. Elle devrait être d'un usage courant, et nous pouvons prédire que bientôt chaque ménage aura sa bascule à enfant, comme il a son thermomètre en cas de maladie.

L'enfant manifeste sa souffrance par des cris. Mais c'est là un langage que nous avons désappris et que nous ne comprenons plus. On ne sait pas pourquoi l'enfant crie. On trouve toujours une raison, bonne ou mauvaise, généralement mauvaise. Il faut beaucoup observer un enfant pour être habitué à ses cris et les comprendre... et encore risque-t-on de mal les interpréter. La balance indique infailliblement si l'enfant est malade ou non, c'est le grand point. *Tout enfant qui diminue de poids est un enfant qui souffre*. La souffrance est plus ou moins grave, dépend de telle où telle cause, mais on est averti, il souffre. C'est là un moyen infaillible de connaître la santé d'un enfant.

De plus la balance permet de savoir combien un enfant absorbe.

Un nouveau-né aussitôt après sa naissance, diminue de poids. Il perd 100 grammes les deux premiers jours. Puis il regagne sa perte, et en règle générale, on peut dire que le 7e jour, l'enfant doit peser le poids qu'il avait à sa naissance.

VÊTEMENTS. — C'est le maillot.

Il se compose :

d'une chemisette ;
d'une brassière en coton ou en flanelle ;
d'un fichu ;
d'une couche ;
d'un lange en coton ou en laine.

Le linge doit être mis tiède à l'enfant afin d'éviter le froid.

La tête doit rester découverte, *surtout ne mettez pas de bonnet*.

Les pieds doivent être chauds, et si l'enfant naît en hiver, il est bon qu'il ait aux pieds une boule d'eau chaude.

Les jambes doivent être libres dans le maillot.

Quand l'enfant est plus âgé (3 ou 4 mois) le lange en laine de coton peut être remplacé par une large culotte, se fixant aux boutons de la brassière, on mettra alors à l'enfant des chaussettes et des chaussons.

NOURRITURE. — Le 1er jour, l'enfant peut rester à jeûn, ou prendre 8 heures après la naissance, les deux seins. La montée du lait n'est pas encore faite. Si l'enfant tète quelque chose, c'est du colostrum, sorte de petit lait, légèrement laxatif, et qui ne peut qu'être salutaire à l'enfant.

Le cordon pansé, l'enfant vêtu et nourri, on doit le coucher.

BERCEAU. — Le berceau est indispensable. Il ne faut jamais laisser longtemps l'enfant dans le lit de sa mère, comme celle-ci le désire trop souvent. En effet, fatiguée par l'accouchement, épuisée, la mère peut s'endormir et — cela s'est déjà vu — étouffer son enfant en se remuant dans le lit.

Le berceau a un aspect variable avec les pays. Quelque soit sa forme, il doit être tenu très proprement, aéré fréquemment, s'il a des rideaux, ces rideaux doivent être toujours entre-ouverts, jamais fermés.

La place du berceau est dans un endroit de la chambre, à l'abri des courants d'air. C'est là le point important. La position du berceau par rapport à la fenêtre, à l'entrée de la lumière, a une immense importance. On dit bien que si l'enfant reçoit la lumière en face ou de côté, il peut devenir aveugle ou présenter plus tard une déviation des yeux. C'est une profonde erreur, nous l'affirmons : on évite beaucoup plus la cécité en lavant bien les yeux de l'enfant aussitôt sa naissance, qu'en lui évitant le jour.

Voilà maintenant l'enfant nourri, couché, chauffé. nettoyé, comment faire maintenant pour le bien diriger jusqu'au moment de son sevrage, c'est-à-dire jusqu'à l'âge où il pourra se comporter un peu, comme tout le monde.

Evolution de l'enfant

CORDON. — Le cordon se dessèche, à sa base se forme un sillon de décollement toujours humide et un peu suintant. Il faut avoir bien soin de le laver à l'eau boriquée tiède et de le recouvrir ensuite de poudre. Le cordon tombe vers le 4e ou 5e jour. Il ne faut jamais tirer dessus. Quand le cordon est tombé, les soins restent les mêmes. Quelquefois, il se fait une cicatrice bourgeonnante et suintante qu'on fait vite cicatriser avec un peu de tanin.

Quand le cordon est tombé, il reste au niveau de la paroi abdominale un point faible, l'enfant en criant, en faisant des efforts, peut forcer la barrière par ses intestins et avoir ainsi une hernie. Afin d'éviter cette éventualité, il est prudent (non indispensable) de recouvrir le nombril avec un simple morceau de carton mise au-dessus d'un linge.

POIDS. — L'enfant doit augmenter de poids régulièrement. Il doit augmenter de 24 à 28 gr. tous les jours pendant le 1er trimestre ; de 15 à 22 gr. dans le 2e ; de 5 à 10 gr. dans le 3e. A un an, il doit peser trois fois plus qu'au moment de sa naissance (environ 10 kilog).

TAILLE. — L'enfant grandit de :

4	centimètres	le 1er	mois
3	—	le 2e	mois
2	—	le 3e	mois
1	—	jusqu'au 12e	mois.

DENTITION. — Les dents, dites de lait, sont au nombre de 20 sur 32. Les premières dents paraissent à la mâchoire intérieure. Les incisives moyennes (4) dents du milieu, apparaissent vers le 6e mois.

Les incisives latérales (4) apparaissent vers le 9e mois.

Chaque trimestre, à partir de 6 mois, l'enfant doit avoir une dent nouvelle.

6 mois	 4	incisives médianes
9 —	 4	— latérales
12 —	 4	premières molaires
15 —	 4	canines
18 —	 4	— 2 molaires.

Les dents d'adolescence.

1re grosses molaires	paraissent	à	5 ans
2e —	—	— à	13 —
3e —	— (dents de sagesse)	à	20 ans.

La poussée des dents donne lieu à des petits accidents que nous étudierons plus loin au chapitre des maladies spéciales du 1er âge.

Ces dates d'apparition ne sont pas absolues, ce ne sont là que des moyennes. Les enfants sont plus ou moins lents à percer leurs dents, il y a de grandes variétés. L'apparition plus au moins précoce des dents ne signifie rien. Toutefois chez les enfants débiles, rachitiques, les dents apparaissent moins rapidement.

Certains enfants (bien exceptionnellement) ont des dents à leur naissance, tels que : Louis XIV, Mirabeau, Napoléon Ier, dit-on.

PEAU. — Nous avons dit qu'à la naissance, la peau de l'enfant débarrassée de son enduit sébacé, était rouge ; 3 ou 4 jours après, l'enfant en général, présente une teinte jaune, il a la jaunisse plus ou moins accentuée pendant quelques jours. Enfin, au bout d'une semaine, la peau de l'enfant devient blanche après avoir pelé un peu et devient normale.

SELLES. — L'enfant aussitôt né, vide son intestin. Il rend un liquide noir-vert, épais, c'est le *méconium*. Cet état des selles persiste pendant 3 jours. Puis l'enfant rend des selles jaunes clair.

Il a pendant le 1er mois, de 2 à 4 selles par 24 heures, puis vers le 2e mois 1 à 3 selles.

Toute selle qui n'est pas jaune, mais blanchâtre ou verdâtre ou verte, indique des digestions mauvaises, un état maladif de l'enfant (voir plus loin diarrhée).

Toute fréquence de selles dépassant le nombre ci-dessus indiqué, dénote une tendance à la diarrhée.

YEUX. — L'enfant voit clair à la naissance, mais ne pouvant se rendre compte de rien, semble ne pas voir. Un jeune enfant a l'air de « loucher » et même quelquefois louche. Il n'y a pas à s'inquiéter de cet état qui disparait dès que l'enfant se rend compte de ce qu'il voit et par conséquent à regarder, à fixer les objets, à commander à ses muscles. Jusque-là, ses muscles non commandés agissent pour leur propre compte, chacun sans direction.

MEMBRES. — Les membres de l'enfant sont souvent recouverts d'un léger duvet qui disparait peu à peu. L'enfant a des ongles qu'il faut couper de temps en temps, faute de cette précaution, il s'égratigne souvent et peut ainsi s'infecter la peau. Un vieux préjugé interdit aux mères de couper les ongles à leur enfant. Qu'elles ne craignent rien, elles peuvent et doivent couper les ongles et les cheveux.

CRIS. — Un enfant doit crier ; crier est sa manière de parler. Il doit crier lorsqu'il souffre, mais alors ses cris diffèrent et deviennent impérieux.

Les souffrances sont : la faim, la gène, un besoin.

Un enfant bien réglé dans sa nourriture, augmentant de poids régulièrement, ne doit pas crier famine.

Il peut être gêné par un maillot humide, par une mauvaise position, par le froid ou une douleur passagère.

Qu'on règle son enfant intelligemment, qu'on le change régulièrement, qu'on le tienne bien au chaud, il criera rarement, n'aura pas la raison d'être « méchant » et dormira ses nuits. S'il ne dort pas, il ne dira rien.

Un enfant habitué à être tenu sur les genoux, dans les bras, dès qu'il pleure, criera pour être pris. L'enfant à la naissance, n'a encore contracté aucune habitude, c'est aux parents à ne pas lui en faire contracter de gênantes pour eux et de malsaines pour leurs enfants.

SOMMEIL. — Un enfant doit dormir beaucoup, en fait, il ne se réveille que pour téter. Lorsqu'il est à l'état de veille, il ne doit rien dire, si rien ne le gêne, si aucune sensation ne le blesse.

Pour dormir, placez de préférence l'enfant sur un de ses côtés, tantôt l'un, tantôt l'autre. La raison !

S'il vomit (et un enfant vomit facilement, le vomissement est chez lui une soupape de sûreté... dès qu'il a trop pris) s'il vomit, il ne risque pas d'avaler son vomissement de travers, ce qui pourrait lui arriver, s'il était couché sur le dos.

Hygiène de l'enfant

SORTIES. — On peut sortir l'enfant au bout de 10 jours, l'été par un beau temps ; au bout de 15 jours dans les saisons intermédiaires ; au bout d'un mois par un hiver froid.

TOILETTE. — Pour éviter les rougeurs qui siègent aux fesses et aux parties génitales de l'enfant, il faut :

1° le changer souvent de façon à ce qu'il ne soit pas en contact prolongé avec ses évacuations irritantes.

2° le laver soigneusement dans ses moindres replis (vulve des petites filles, verge des petits garçons).

3° sécher avec un linge fin, usé.

4° saupoudrer largement les parties frottant le linge du maillot et séjournant dans l'humidité. Le talc, l'amidon, le lycopode, *la poudre des Bébés du Dr Davis*, sont de bonnes poudres.

5° changer de couche aussi souvent que possible, dès qu'elle est mouillée.

Tous les jours donner un bain de 2 à 3 minutes à l'enfant. L'eau sera à la température de 25 à 30°.

Tous les jours laver soigneusement les yeux avec de l'eau boriquée.

VACCINATION. — S'il n'y a pas d'épidémie de variole, attendre 3 ou 4 mois.

CIRCONCISION. — Se fait chez les Israëlites le 7e jour, si l'enfant est né à terme.

Alimentation

L'allaitement de l'enfant peut être fait par la mère, une nourrice, ou avec du lait d'un animal.

ALLAITEMENT PAR LA MÈRE. — L'allaitement par la mère est celui qui est le plus recommandable. Chez la femme qui vient d'accoucher, la montée du lait se fait du 2e au 4e jour. Pendant la grossesse et les premiers jours, les seins secrètent du colostrum, sérosité jaunâtre, en faible quantité. La montée du lait se caractérise par une congestion des seins qui deviennent tendus et douloureux et qui dès lors se mettent à secréter du lait en abondance.

Ne doit pas allaiter la mère qui est tuberculeuse ou a une prédisposition à la tuberculose — la mère qui est très nerveuse, car sous la moindre influence son lait peut disparaître — la mère faible ou anémiée — la mère atteinte de fièvre.

Un sein lourd, veiné, riche en lait, à mamelon

accentué, est un bon sein pour l'allaitement. Si le mamelon n'est pas bien formé, il faut y remédier en employant le tire-lait ou téterelle et en essayant de le former dans les derniers mois de la grossesse. Mais en général, à moins de rares exceptions, les bouts des seins arrivent toujours à se former.

PRECAUTIONS. — Dans les derniers jours de la grossesse, *laver*, *frotter* le mamelon avec de l'alcool (eau-de-vie, cognac, alcool à 60°) afin de bien dépouiller la peau de ses matières grasses et de la fortifier. — Avant chaque tétée, laver le mamelon avec de l'eau bouillie — après chaque tétée laver le mamelon avec de l'alcool.

De cette façon, on évite *pour la mère :* les abcès du sein, les crevasses; *pour l'enfant :* les coliques, la diarrhée.

TÉTÉES. — Les tétées doivent être réglées.

Fréquence des tétées :

1er jour : une tétée aux deux seins 8 heures après l'accouchement (tétée laxative plutôt que nourrissante).

2e *jour* : 2 tétées aux deux seins (tétées plutôt laxatives).

3e *jour et suivants pendant 3 mois, le jour* : une tétée toutes les 2 heures, 6 tétées; *la nuit* : une tétée toutes les 4 heures, 3 tétées.

Pendant le 2e *trimestre : le jour*, une tétée toutes les 3 heures, 4 tétées; *la nuit*, une tétée toutes les 6 heures, 2 tétées.

Le second trimestre : Le jour une tétée toutes les 3 heures, remplacer une tétée par une soupe. La nuit, une seule tétée.

Le 3e trimestre : Le jour, une tétée toutes les 3 h., remplacer 2 à 3 tétées par des aliments ; la nuit, rien.

Quantité. Par jour l'enfant doit prendre à partir du

1er jour	50 gr.	de lait.
2e —	100 —	—
3e —	200 —	—
4e —	250 à 300 gr.	—
10e —	un demi-litre.	

A la fin du 1er mois	650 grammes.
Pendant le 2e mois	750 —
A partir du 4e mois	900 à 1200 grammes.

Durée de la tétée : De 15 à 20 minutes.

POSITION. — La meilleure est la position habituelle : la mère tient l'enfant transversalement dans ses bras :

On juge par l'enfant si l'allaitement est *bon ou mauvais*, profitable ou non. Son poids augmente, ses garde-robes sont jaunes quand l'allaitement lui convient. Si, au contraire, l'augmentation de poids est nulle — s'il y a des selles verdâtres, diarrhéiques, s'il y a de la rougeur aux fesses, il faut surveiller l'allaitement et au besoin le modifier.

ALLAITEMENT PAR UNE NOURRICE. — On n'y aura recours que dans le cas où le lait de la mère ne peut être donné. Les nourrices doivent être toujours surveillées de près, qu'elles soient à domicile ou élèvent l'enfant chez elles. Les nourrices peuvent frauder.

Pour le choix d'une nourrice, il faut s'en rapporter à son enfant à elle : si elle a un bel enfant, elle est bonne nourrice dans la majorité des cas. Mieux vaut encore s'en rapporter au médecin qui du coup pourra éliminer une nourrice malade, syphilitique ou tuberculeuse.

Comme régime, une nourrice doit éviter la viande, vivre au grand air, éviter les alcools, manger beaucoup de féculents, ne pas manger d'ail, d'asperges, de choux, de salades, fuir les médicaments qui peuvent passer dans le lait, ne pas avoir de rapports sexuels.

ALLAITEMENT ARTIFICIEL. — Il se fait avec du lait de vache, d'ânesse, de chèvre, de jument, de brebis, de chienne, voire même de truie. Les plus employés sont les laits de vache et d'ânesse.

Le lait de vache est plus fort que celui de la femme. Il faut le couper d'eau bouillie préalablement filtrée. Il faut ajouter à l'eau de coupage une cuillerée à café de sucre en poudre pour 100 gr. d'eau,

Le coupage doit se faire ainsi : 1er mois — moitié d'eau.

2e mois — un tiers d'eau.

3e mois — 1 quart d'eau.

4e mois, etc. — lait pur.

Pour donner à boire à l'enfant, le biberon à longue tubulure de caoutchouc doit être évité. Le meilleur est la simple bouteille percée aux deux extrémités, pouvant se laver avec un courant d'eau bouillie et coiffée d'une tétine en caoutchouc au moment des besoins. Ce biberon, a l'inconvénient pour la mère de n'être pas automatique. Il faut que la mère tienne l'enfant et le biberon. Cet inconvénient est un avantage. On donne à l'enfant ce qu'il lui faut. Il ne s'épuise pas à téter, même à vide.

Ce biberon est toujours propre, il doit l'être afin d'éviter toute fermentation, et par suite tout trouble gastro-intestinal, toute diarrhée, toute indigestion chez l'enfant.

Le lait doit être bouilli avant chaque tétée ou alors conservé dans de petites bouteilles séparées. L'eau doit être filtrée et bouillie.

Le lait d'ânesse se rapproche davantage du lait de femme, mais n'est employé que pour les enfants débiles.

Dans l'allaitement artificiel, les quantités de lait, les fréquences de tétées doivent être reglées comme dans l'allaitement maternel.

ALLAITEMENT MIXTE. — Les préparations ci-dessous ne peuvent remplacer l'allaitement maternel, mais à partir du 3e semestre peuvent rendre de grands services, associées au lait.

Farine enfantine du Dr Davis, *Potage Liebig*, l'*arrow-root* (fécule venant de l'Inde) ; le *racahout* (cacao, sucre, vanille, fécule de pomme de terre, farine de riz) *lait concentré* (dessication du lait) ; *sagou* ; *tapioca* ; *bouillon* ; *panade* ; *biscottes* (pain desséché, grillé), *Phosphatine Falières*.

SEVRAGE. — Il *faut* sevrer l'enfant du 12e au 18e mois, dès que la petite molaire parait.

Il faut sevrer de préférence en *Novembre*, *Décembre*, *Janvier*, *Février*, *Mars*.

Il faut sevrer non brusquement, mais progressivement, en employant l'allaitement mixte, par exemple :

A la fin du 2e semestre, on essaiera de remplacer 1 ou 2 tétées par une des préparations que nous avons mentionnées à l'allaitement mixte en essayant tantôt l'une, tantôt l'autre, jusqu'à ce qu'on ait rencontré celle qui convient le mieux à l'enfant.

On peut donner la farine des céréales (froment, orge, avoine, riz, maïs) tapioca, vermicelle, semoule, biscotte, biscuit.

Au 4e semestre, on peut donner du potage gras, du pain, un peu de bouillie. Il faut déshabituer l'enfant du sein de la mère. Pour ce, faire, on peut appliquer sur le mamelon une solution de gentiane ou d'aloès et donner à la place un peu de sucre à l'enfant.

Voici quelques conseils brefs pour le sevrage :

Une bouillie ne doit pas être réchauffée.

En cas de diarrhée se servir de farine de riz, de cacao.

En cas de constipation, se servir de farine d'orge.

Au début, ne donner qu'un jaune d'œuf seulement.

Pas plus de 2 œufs par jour.

Crèmes à volonté.

Pas de vin.

Pas de viande.

Maladies des Nouveau-Nés

PARTICULARITÉS, HÉMORRHAGIES. — Une petite fille, vers le 4e ou 8e jour de sa naissance, peut avoir une petite perte de sang (ses règles) ! Ne pas s'en inquiéter si le phénomène ne dure qu'un ou 2 jours.

LAIT. — Les enfants à la naissance (garçons ou filles) ont quelquefois une poussée de lait et les seins qui proéminent. Ne pas s'en tourmenter.

ICTERE. — Vers le 4e jour, les enfants peuvent avoir la jaunisse ; n'avoir aucune crainte, si elle ne persiste pas et c'est la règle.

TESTICULE NON DESCENDU. — Le testicule à la naissance est généralement descendu dans les bourses. Il peut ne pas l'être et descendre plus tard seulement, ne pas s'en inquiéter la 1re année.

HYDROCELE. — Quelquefois les bourses sont grosses et remplies d'eau. Cet hydrocèle disparaît généralement seul. En tout cas, il est toujours temps de faire une simple ponction par la suite. Consulter le médecin.

MALFORMATIONS. — Contre elles, il est en général peu de chose à faire, quand elles consistent en de grands délabrements ou grandes modifications, telles que les monstruosités. Toutefois, on peut souvent quelque chose et beaucoup, quand ces malformations sont des becs de lièvre, des imperforations de l'anus, des mains palmées, des doigts supplémentaires, des luxations congénitales. Dans certains cas de pied bot ou main botte, on peut intervenir comme dans certains cas de torticolis. Mais c'est l'affaire du chirurgien la plupart du temps. On peut opérer un enfant à partir de 3 mois, mais il faut l'opérer quelquefois aussitôt sa naissance, comme dans les cas d'imperforation de l'anus et cette opération en général, ne porte en tant qu'opération aucune atteinte à l'état de l'enfant.

MALADIES PROPREMENT DITES, ERYTHEME ou INTERTIGO. — Taches rouges apparaissant aux cuisses et aux régions de l'anus et des organes génitaux. Les causes sont: un défaut de propreté, la rareté du changement de linge, un contact trop rude de linges grossiers ou altérés par le lavage ou les lessives, une diarrhée chronique, une alimentation défectueuse.

Pour guérir, il faut assécher la région, l'isoler avec une poudre douce, non irritante, lycopode, talc, amidon. Baigner l'enfant, l'éponger pour le sécher, ne jamais le frotter pour l'essuyer.

ATHREPSIE. — L'érythème accompagne toujours l'athrepsie. L'athrepsie est causée par une nutrition défectueuse.

D'abord les selles sont blanchâtres, puis verdâtres, puis vertes et liquides.

L'enfant est agacé, pleure, perd de son poids. Les selles deviennent infectes, abondantes, l'enfant vomit, il a du muguet, de l'érythème, il ne tète plus, il maigrit, sa peau devient flasque. Il arrive ainsi progressivement à prendre l'aspect d'un petit vieux ridé, l'aspect cadavérique.

Les causes sont surtout la mauvaise nourriture, soit qu'elle soit de mauvaise qualité, en quantité insuffisante ou trop abondante. Les causes peuvent être aussi congénitales, ce peut être aussi la siphylis des parents, ou une malformation. Pour guérir, il faut soigner l'alimentation, changer le lait jusqu'à ce qu'on trouve le lait qui convient. On peut donner un peu d'acide lactique ou d'eau de chaux ou d'eau de Vichy à l'enfant. Il faut le tenir au chaud et lui donner des bains chauds.

L'athrepsie mène au rachitisme, d'où nécessité d'apporter les plus grands soins à son traitement.

DIARRHÉE, — On peut donner la diète hydrique (eau bouillie) pendant 24 heures — de l'eau de chaux mélangée au lait Il faut tenir le ventre chaud, changer l'enfant très souvent et surveiller l'allaitement.

La diarrhée peut devenir plus grave si les selles sont *vertes*; le traitement est le même, un peu plus énergique.

La diarrhée devient grave si elle se transforme en véritable choléra infantile. Il faut dans ces cas recourir aux conseils du médecin, chose qu'il ne faut pas négliger dès que la diarrhée verte fait son apparition.

MUGUET. — Petits boutons blancs venant sur la langue et dans la bouche. Les muqueuses sont rouges et douloureuses. Il accompagne souvent la diarrhée. Un nettoyage de la bouche *avant* et *après* les tétées avec du borax et du miel rosat à parties égales suffit pour enrayer ce petit mal. On peut aussi donner un peu d'eau de Vichy. Le muguet est dû à la présence et au développement d'un champignon.

VOMISSEMENTS. — Ils peuvent survenir à la suite d'une tétée trop forte. C'est la soupape de sûreté qui agit, ne pas s'en inquiéter et régler les tétées en conséquence. Le lait peut être mal supporté, soit qu'il soit trop fort (le couper) ou de mauvaise qualité : y veiller. Les vomissements peuvent contenir du sang. Ce sang provient en général d'une crevasse du mamelon de la mère ; rarement il vient de l'enfant.

CONSTIPATION. — Nous avons indiqué plus haut les inconvénients de la diarrhée, la constipation a aussi les siens, mais ils sont moins graves. Elle dépend du tempérament, d'un manque d'hygiène. Un petit suppositoire, un peu de sirop de chicorée par la bouche suffisent à remettre l'organisme en bon fonctionnement.

ICTÈRE.— Nous avons vu que l'enfant était jaune le 4e jour de sa naissance, en général. De cette jaunisse, il ne faut pas s'inquiéter. Si toutefois il était jaune, très jaune après ce délai, quand il est plus âgé, la jaunisse indique un état très grave, une infection du foie. Il n'y a pas grand remède à apporter, malheureusement; il faut, pour éviter cette complication, avoir soin de tenir toujours très proprement le cordon et sa cicatrice, l'infection du foie venant de là.

CONVULSIONS. — Sont assez fréquentes chez l'enfant. Elles sont bénignes ou graves. Bénignes, elles sont dues à une indigestion, à une douleur passagère, à une hernie. Il faut déshabiller l'enfant, le tenir au chaud, le frictionner légèrement.

Graves, elles sont dues à une maladie, telle que méningite, fièvre éruptive, pneumonie, etc.

La chaleur et le traitement de la cause sont les seuls remèdes à y apporter,

DENTS. — La douleur, l'agacement, apporté par l'éruption des dents, peuvent seules donner des convulsions. Contre la douleur, et pour faciliter l'éruption des dents, nous conseillons *le sirop de dentition du Dr Davis.*

IMPETIGO. — Qu'on appelle encore gourme, croûtes de lait, est caractérisé par des croûtes jaunâtres, recouvrant généralement la face et la tête. Il faut, quoiqu'on en dise, soigner l'impétigo, faire tomber les croûtes avec des cataplasmes, et laver ensuite avec des eaux alcalines et recouvrir de vaseline.

ERUPTIONS. — La tête des enfants est souvent recouverte par les cheveux d'une couche crasseuse, *qu'il faut enlever* par des savonnages fréquents. On peut ramollir la couche graisseuse avec de l'huile. Un enfant doit toujours avoir la tête propre et lavée avec grand soin.

Les autres éruptions sont souvent dues à des piqûres d'insectes (puces, poux, moustiques, punaises), ou à ce que l'enfant est né de parents syphilitiques.

SYPHILIS. — Pour toute affection de peau, qu'elle quelle soit, il est prudent de consulter le médecin, qui jugera, verra, et traitera cette affection, quelle soit syphilitique ou non. En général un bon traitement guérit: Notons en passant qu'un enfant syphilitique ne peut donner la syphilis à sa mère, même si elle ne l'a pas, mais il peut la donner à toute autre personne ne l'ayant pas eue. Si l'enfant donne la syphilis à une nourrice, la nourrice a droit à une forte indemnité. C'est pourquoi on ne saurait trop recourir à l'autorité du médecin.

CORYZA. — Les enfants sont souvent enrhumés du nez. Il faut les soigner aussitôt et éviter les refroidissements, parce qu'un coryza chez l'enfant l'empêche de téter, peut envahir la poitrine et donner lieu à des bronchites ou broncho-pneumonies très graves. La broncho-pneumonie est la maladie la plus meurtrière, la plus terrible du jeune âge.

Contre le coryza mettre de l'huile ou de la vaseline sur le nez de l'enfant et le tenir bien chaudement.

CYANOSE, ŒDEME. — L'enfant, après sa naissance (même au moment de sa naissance), peut être bleu et enflé. Cet état est souvent transitoire, dû à une malformation ou plutôt un développement incomplet qui se complète. En attendant ce complément, il faut tenir l'enfant au chaud, au besoin dans une couveuse.

ABCÈS. — L'enfant peut avoir des abcès dans les glandes mammaires (ce sont les plus fréquents). On les soigne comme des abcès ordinaires (compresses chaudes) dont ils ont les mêmes signes, rougeur, gonflement, chaleur. Il faut évacuer le pus le plus tôt possible, si on veut éviter sa propagation et son envahissement.

OPHTALMIE. — Il faut, nous l'avons dit, laver soigneusement, minutieusement, les yeux des enfants à leur naissance pour éviter les ophtalmies. Combien d'aveugles, faute de cette précaution ?

L'ophtalmie (inflammation des yeux) peut être légère, un lavage avec de l'eau boriquée peut suffire à l'enrayer. Ne jamais laver les yeux avec le même coton. Ne jamais se servir d'un linge ayant déjà servi, même à autre chose.

Quand il y a du pus en abondance, il faut immédiatement avoir recours aux lavages de l'œil deux fois par jour avec du permanganate de potasse au 1/4000° c'est-à dire mettre un gramme de permanganate dans 4 litres d'eau bouillie ou une solution de nitrate d'argent à 1 par 50. Il faut tenir en permanence des compresses d'eau boriquée très chaudes (50°) sur les yeux. Il faut prendre bien soin de ne pas recevoir du pus dans l'œil, l'affection est très contagieuse et très virulente.

Pour laver les yeux, *il faut avoir soin d'écarter les paupières*. Si la mère, avant l'accouchement a des pertes blanches, jaunes ou vertes, en abondance, il faut, avant l'accouchement, donner des injections de sublimé à la mère, et, aussitôt après l'accouchement, laver immédiatement et soigneusement les yeux de l'enfant avec (par excès de précaution) une solution de nitrate d'argent.

Ne pas oublier que l'affection est très contagieuse d'un œil à l'autre, et d'une personne à l'autre. Avoir soin de se laver les mains avant et après le pansement et d'isoler les enfants malades.

L'ophtalmie est toujours très grave et peut entraîner la cécité.

Telles sont les maladies propres aux nouveau-nés. Nous ne parlerons pas des maladies communes aux grandes personnes qui, pour la plupart, peuvent aussi atteindre l'enfant, mais dont le traitement est trop spécial pour que nous puissions envisager ici tous les cas. Les maladies ci-dessus désignées sont les plus fréquentes et les plus importantes.

Enfants nés avant terme

Un enfant né dans le 9e mois s'élève comme un enfant né à terme et aussi facilement.

Un enfant né dans le 6e mois ne peut guère être élevé. A 7 mois il est déjà bien difficile à élever, mais les exemples ne sont cependant pas rares. A 8 mois, un enfant peut toujours s'élever.

à 8 mois	il pèse	2400	gr.	et mesure	0m40
à 7	—	— 1800	—	—	0m35
à 6	—	— 1300	—	—	0m30

Il faut placer l'enfant dans une couveuse et bien surveiller son alimentation. Plus l'enfant est loin du terme, plus il est susceptible aux variations de la température.

La pièce où il sera placé devra avoir toujours 16 ou 18 degrés.

La couveuse (que nous ne décrirons pas ici) est un berceau fermé dans lequel la température est constamment la même (30) et dont l'humidité de l'air est suffisante.

On ôte l'enfant de la couveuse pour le faire téter. Veiller alors à ce changement de température (de 30 à 18°). Le change et la toilette doivent être faits assez vite, et bien fait, à l'abri de tout courant d'air.

Peu à peu, on habitue l'enfant à la température ordinaire, quand on le juge assez vigoureux.

La couveuse peut être employée non seulement pour les enfants nés avant terme, mais aussi pour des enfants nés à terme, mais chétifs, malingres, cyanosés ou atteints d'athrepsie.

En terminant ce chapitre consacré à l'enfant, nous ne saurions trop attirer l'attention des mères soucieuses de la santé de leurs enfants sur *la Farine nutritive du Dr Davis*, qui a donné d'excellents résultats en France et dans tous les pays dans lesquels elle est déjà employée. Cette farine peut être donnée aux enfants à partir de l'âge d'une année. Faite avec des produits de 1re qualité, elle régularise les selles de l'enfant et lui donne un solide estomac. Le prix de la boite de 600 gr. est de 3 francs et dure environ 15 jours. Un prospectus détaillé donne tous les renseignements sur la manière de s'en servir. Demandez cette farine à Paris, dans nos bureaux, 187, rue du Temple.

QUATRIÈME PARTIE

CHAPITRE IV

NOS ALIMENTS

Petit dictionnaire de l'alimentation utile à tous ceux qui désirent savoir ce qu'ils doivent manger pour bien se porter et bien digérer.

Absinthe

Ainsi se nomme le principal apéritif, le plus malfaisant de tous les apéritifs à cause des nombreuses teintures qu'il contient. Rien de plus mauvais pour l'estomac sur lequel il produit une action irritante. Celui qui boit de l'absinthe perd peu à peu l'appétit, sa digestion devient pénible, son système nerveux est attaqué; son sommeil est troublé par du délire, des hallucinations, ses forces physiques et sexuelles diminuent graduellement, il a des troubles des différents organes et chacun sait que l'absinthe a peuplé les maisons de fous.

Ail

Connu dès la plus haute antiquité, puisqu'on en retrouve l'usage chez les Grecs, les Romains. C'est un stimulant digestif, il augmente l'appétit et donne de la saveur aux mets les plus fades. Il est fort employé dans certaines régions de la France, en Auvergne et en Provence surtout. Pris en grande quantité, il irrite le tube digestif. Tous ceux qui souffrent de l'estomac feront bien de s'en abstenir, ainsi que les femmes qui nourrissent leur enfant au sein, car l'ail en passant dans le lait de la nourrice donne des coliques à l'enfant.

Dans la médecine d'autrefois on se servait beaucoup de l'ail (surtout dans le célèbre vinaigre des Quatre-Voleurs); mais aujourd'hui, l'ail n'est plus employé en médecine.

Dans les campagnes, avec raison, on attribue à l'ail une grande puissance vermifuge, surtout pour l'expulsion des lombrics (vers rouges semblables aux vers de terre) et des oxyures (petits vers blancs de la grosseur d'un fil et longs d'un centimètre).

Alcool

Aujourd'hui on tire de l'alcool un peu de partout :

100 kilog de sucre et cassonade donnent environ 45 litres d'alcool

—	de riz	35 à 40 litres
—	de maïs	25 à 30 —
—	de sarrazin	20 à 25 —
—	de blé	25 à 30 —
—	de seigle	20 à 30 —
—	d'orge	25 à 30 —
—	d'avoine	15 à 20 —
—	haricots, lentilles, pois..	10 à 15 —
—	pommes de terre	5 à 10 —
—	betteraves, carottes	3 à 5 —
—	prunes	4 à 10 —
—	groseilles, cerises	3 à 5 —

On retire même l'alcool des matières fécales, 100 kilog. en donneraient 9 litres ! ce qui est énorme en comparaison avec le tableau ci-dessus. Laissant ici de côté toutes les discussions soulevées ces derniers temps pour ou contre l'usage de l'alcool en général; nous disons que l'alcool est un *stimulant d'autant plus actif que le système nerveux n'est pas habitué à son impression*. On l'emploie utilement à faible dose 1° dans l'*adynamie* ; 2° *chez les alcooliques*, qui ont besoin d'alcool pour fournir, sous l'influence d'une excitation qui leur est devenue habituelle, une réaction normale pour eux ; 3° *chez les cachectiques*, les vieillards, les déprimés de toute espèce, à qui la réaction normale fait défaut.

Mais il faut se garder d'en prolonger l'usage, car l'*alcool affaiblit la résistance de l'organisme* et son absorption est suivie d'un *état de dépression* qui peut exagérer la dépression primitive.

Nous avertissons tous ceux qui souffrent de l'estomac de s'abstenir totalement d'alcool (sous toutes ses formes) car l'alcool pris pendant et après le repas, entrave la digestion. C'est une grande erreur de croire qu'on digérera mieux en prenant après son repas un petit verre de Cognac, de Marc, de Kirsch ou de tout autre alcool. Il est surtout très mauvais pour l'estomac de boire de l'alcool à jeun.

Par contre, l'alcool est un antiseptique fort employé en chirurgie ; avant toute opération on lave à l'alcóol la partie à opérer.

L'alcool pris à dose continue ou forte est un poison qui agit surtout sur les centres nerveux en les déprimant. Du reste, on a constaté qu'une même maladie n'évolue pas de la même manière chez un homme alcoolisé et chez un autre qui ne l'est pas, elle est beaucoup plus redoutable dans le premier cas.

Amandes

Les amandes font partie du dessert des pauvres. Quand on demande un mendiant au restaurant on est toujours sûr d'avoir une certaine quantité d'amandes.

Les amandes sont surtout employées en pâtisserie, dans les biscuits, les nougats, les pralines.

Il y a les amandes douces, fort nourrissantes, mais difficiles à digérer, mais en général tous ceux qui souffrent de l'estomac veilleront à ne pas manger trop d'amandes douces ou sèches, car à la longue elles finissent par irriter le tube digestif.

En parfumerie, on vante beaucoup le lait d'amande, qui adoucit et rafraîchit la peau. L'huile d'amandes mélangée au sirop de chicorée se donne quelquefois aux enfants comme laxatif. Mais le prix de cette huile est assez élevé ; son emploi n'en est donc pas courant.

Angélique

La racine mangée crue ou cuite, facilite la digestion des aliments gras et huileux. On l'emploie en infusion (25 gr. pour un litre d'eau racines ou tiges) dans les maladies suivantes : fièvres intermittentes, chlorose, vomissements, coliques venteuses, maux de tête.

Une bonne tasse d'angélique après le repas facilite la digestion et fait disparaître les langueurs d'estomac.

Tous nos lecteurs pourront se procurer de l'angélique soigneusement préparée en écrivant à notre dépôt, 187, rue du Temple, à Paris. Nous employons souvent cette plante dans notre méthode de traitement des maladies par les plantes.

Anis

Les semences d'anis (15 grammes bouillis dans un litre d'eau pendant dix minutes) fortifient l'estomac guérissent les coliques venteuses, augmentent le lait des nourrices.

On en prend trois verres par jour à jeun.

Pour guérir les tranchées des enfants et faciliter les selles, on fait infuser un gramme de semence d'anis dans un verre de lait qu'on leur fait prendre à jeun.

L'anis augmente le lait des nourrices.

Apéritifs

Les apéritifs sont destinés, dit-on, à aiguiser l'appétit, mais ils le ferment le plus souvent, car l'alcool qu'ils contiennent est un constricteur des glandes de l'estomac, c'est-à-dire qu'il empêche les glandes stomacales de secréter les différents sucs nécessaires à une bonne préparation de la digestion.

Le meilleur apéritif c'est de prendre un quart d'heure avant le repas du bouillon de bœuf dégraissé ou un petit verre à bordeaux d'eau de Vichy.

L'absinthe, le vermouth, les quinquinas, etc., sont nuisibles et souvent dangereux. Lecteurs qui lisez ces lignes, rappelez-vous que la guerre aux apéritifs est le commencement de la sagesse et une condition de bonheur pour votre foyer.

Artichaut

L'artichaut jeune a une saveur agréable, il est tendre et peut être mangé crû à l'huile et au vinaigre, mais il est lourd à digérer. L'artichaut adulte est âcre et doit être cuit. Il est digestif, nourrissant et convient à l'homme sédentaire. L'artichaut est riche en tannin, c'est pour cela qu'il est un excellent tonique (quand on coupe un artichaut, la lame du couteau se noircit, précisément à cause du tannin contenu dans ce légume).

L'artichaut est donc un fortifiant, un antidiarrhéique; ses feuilles font passer le lait des nourrices.

Les fonds d'artichaut augmentent la sécrétion spermatique.

Il ne faut pas manger les artichauts ayant une coloration bleue ou rouge occasionnée par des champignons, des moisissures toxiques.

Asperge

On cultive maintenant l'asperge partout. Elle constitue un aliment sain, léger, de digestion facile convenant très bien aux convalescents, aux personnes faibles, à condition de les manger en sauce blanche.

L'asperge communique aux urines une odeur fort désagréable, qui peut se changer en une odeur agréable de violettes en y ajoutant quelques gouttes d'essence de térébenthine.

L'asperge exerce une action sédative sur le cœur en augmentant la quantité des urines. Le célèbre Broussais ordonnait souvent autrefois « le sirop de pointes d'asperges » destiné à remplacer la digitale. Toutes les personnes qui souffrent de maladies de cœur feront bien de boire chaque jour avant chaque repas, un verre d'une décoction de 50 grammes de racines d'asperges dans un litre d'eau. Nous tenons à la disposition de ces malades des boites de racines d'asperges, spécialement préparées pour cet usage. (Ecrire au Directeur de la Médecine par les plantes, 187, rue du Temple, à Paris).

Mais toutes les personnes qui ont des maladies des voies urinaires, les diabétiques et les albuminuriques ou autres, feront bien de s'abstenir d'asperge. L'asperge produit aussi de l'insomnie et de l'agitation chez les personnes nerveuses.

Avoine

En France on emploie peu la farine d'avoine dans l'alimentation, il n'en est pas de même à l'étranger, et surtout en Angleterre et en Ecosse où la farine d'avoine bouillie dans du lait (poridge) occupe une place d'honneur dans l'alimentation nationale. Chaque

Ecossais, riche ou pauvre, jeune ou vieux, mange le matin son plat de poridage.

C'est grâce à l'usage régulier de cette farine que les Ecossais font preuve d'une telle endurance dans tous les exercices violents et prolongés, dans les ascensions, etc.

On comprendra mieux cette puissance nutritive de la farine d'avoine, en se rappelant que cette farine est composée en grande partie de phosphate de chaux et se rapproche étrangement, quant à sa composition, du lait de la femme. On sait également la puissance tonifiante de l'avoine donné à un cheval auquel on réclame un travail pénible et prolongé.

La farine d'avoine est d'une digestion facile, jamais elle n'embarrasse l'estomac. Aussi dans ma pratique médicale déjà longue, ai-je pris l'habitude de recommander l'usage de la farine d'avoine aux enfants en bas âge, aux enfants rachitiques et scrofuleux, aux enfants chétifs; du reste elle peut se donner à tous les enfants, cette bouillie d'avoine remplace fort avantageusement le café au lait du matin. Je la recommande également aux vieillards, aux tuberculeux, à toutes les personnes affaiblies ou débilitées, et toujours j'ai obtenu d'excellents résultats, les enfants augmentaient rapidement de poids, les tuberculeux et les affaiblis reprenaient vite de nouvelles forces. Pour rendre service à nos lecteurs, nous tiendrons à leur disposition des boîtes de farine d'avoine, avec toutes les instructions nécessaires contre l'envoi d'un mandat-poste de 3 fr.

S'adresser au Directeur de la Médecine par les plantes, 187, rue du Temple, à Paris.

La farine d'avoine sera donnée avantageusement aux enfants que l'on vient de sévrer.

Bardane

Les larges feuilles de la bardane, appliquées sur les plaies, les guérissent en peu de temps.

Les racines de bardane sont dépuratives, sudorifiques et diurétiques. Nous ne saurions trop conseiller aux personnes atteintes d'une maladie de la peau de se laver avec une infusion de racines de bardane.

Dans les cas de rougeole, la bardane en tisane est utile pour faire sortir entièrement l'éruption.

Cette même tisane de bardane a une grande efficacité dans les maladies des voies urinaires et les accès de goutte.

Forestus rapporte qu un malade, retenu au lit par des douleurs de goutte, sans pouvoir remuer aucun de ses membres, et ne pouvant être guéri par aucun des remèdes que lui prescrivaient les médecins, fit usage de la décoction de bardane dans la bière, ce qui lui fit rendre une grande quantité d'urine blanche semblable à du lait, et qu'il fut ainsi guéri de ses douleurs. Il faut mettre 120 grammes de racines de bardane dans deux litres d'eau ou de bière, en décoction pendant cinq minutes. On boit les deux litres dans la journée.

Beurre

Chacun sait que le beurre est retiré du lait de la vache. C'est un aliment très nourrissant, plus facile à digérer que les graisses : indigeste cependant pour certains estomacs qui, pour le tolérer n'ont qu'à l'assaisonner de sucre ou de sel. Le beurre est indigeste quand il est vieux et rance ; il est laxatif quand il contient trop d'eau. Un bon beurre doit avoir une pâte fine et se laisser couper nettement en lames fines. Aucune denrée n'est peut-être autant falsifiée que le beurre : on vend souvent, sous le nom de beurre, un mélange composé de beurre et de margarine tirée de la graisse de bœuf. A Paris, on trouve des boutiques qui ne vendent exclusivement que de la margarine, beaucoup moins chère que le beurre et qui est fort employée par les pauvres et les restaurants bon marché. La margarine, si elle était pure n'aurait rien de malsain pour l'estomac, mais à elle aussi s'est attaquée la falsification

Le beurre est un excellent aliment gras : on peut le prescrire chez les personnes affaiblies et amaigries, non dyspeptiques, qui ne supportent pas l'huile de foie de morue. Trousseau faisait manger aux scrofuleux et aux phtisiques des tartines de beurre auquel il avait associé une faible quantité d'iodure de potassium.

Les diabétiques, les obèses, les dyspeptiques aux

digestions laborieuses doivent éviter de manger trop de beurre.

Bière

La bière est une boisson fermentée dans laquelle l'alcool et l'extrait sont fournis par l'orge ou par quelque autre céréale, et qui est aromatisée par le houblon. C'est une boisson hygiénique, saine, nourrissante par l'alcool, la fécule, le sucre qu'elle contient. La bière convient aux anémiques maigres, aux malades qui présentent une excitabilité facilement mise en jeu par le vin. On a constaté en effet que les peuples buveurs de bière (grâce au principe actif du houblon, le lupulin) sont moins excitables, moins nerveux, plus portés aux vertus de la famille, que les buveurs de vin.

Tous ceux qui sont malades de l'estomac se trouveront beaucoup mieux de l'usage d'une bière légère que du vin : il est extraordinaire de constater avec quelle facilité l'estomac le plus délicat peut supporter et digérer la bière.

Les nourrices boiront de la bière pour augmenter la sécrétion lactée.

Malheureusement, dans notre siècle de falsification à outrance, encouragée par le trop peu de rigueur des lois, on boit, à Paris surtout, beaucoup de bières frelatées qui contiennent toute autre chose que du malt et du houblon.

On remplace le houblon par des lichens, la chicorée, le buis, le saule, la gentiane, le quassia amara, la noix vomique, l'acide picrique, etc. On ajoute comme matière colorante, du caramel, du suc de réglisse, du rob de sureau. On lui donne du piquant et de la chaleur par l'addition de pyrèthre, de clou de girofle, de gingembre. Enfin pour la rendre capiteuse, on va jusqu'à y ajouter de la belladone, de la jusquiame, du datura stramonium.

Blé

Il faudrait un volume pour écrire l'histoire du blé et de son importance dans l'économie politique d'un peuple.

Bouchardat écrivait ces mots :

1° Toutes choses égales, les mariages sont d'autant plus nombreux que le blé est meilleur marché.

2° Les naissances diminuent dans les années qui suivent les années de cherté excessive ; les conscrits sont en nombre moindre vingt ans après, conséquence naturelle de la diminution des naissances.

3° Dans les années de cherté excessive, la mortalité augmente, les naissances et les mariages diminuent.

On peut faire du pain avec toutes les farines, mais on emploie surtout la farine de blé. Le pain a été connu dès la plus haute antiquité, et nous retrouvons sur des monuments égyptiens datant de 4000 ans, des représentations de boulangers travaillant la pâte de la même manière que les nôtres. Il serait difficile de se passer de pain; le Français surtout, grand mangeur de pain (à ce signe seul on le reconnait en Angleterre) s'en passe difficilement.

Il faut pour être bon que le pain soit bien cuit : on ne le mangera jamais quand il est encore chaud, car il serait indigeste.

La croûte est plus nourrissante et plus digestive que la mie : règle générale, tous ceux qui souffrent de l'estomac feront bien de manger aussi peu de mie que possible. Il faut également écarter un pain trop blanc de la farine duquel tout le gluten a été enlevé (on sait que c'est le gluten qui par la cuisson rend le pain léger et digestif) Magendie nourrit un chien pendant cinquante jours avec du pain blanc, le chien mourut; il fit la même expérience sur un autre chien, pendant le même laps de temps, avec du pain complet, c'est-à-dire renfermant la farine et le son, le chien se porta parfaitement.

Bœuf

C'est la viande la plus nourrissante : rôti ou grillé le bœuf est très digestif, il l'est moins en fricassée, ragoûts, hachis ou bouilli. On donne de 250 à 400 grammes par jour de bœuf cru haché, aux affaiblis, aux anémiques et aux tuberculeux. *Les estomacs très délicats* qui ne sauraient s'alimenter de viande rôtie, même saignante, supporteront très bien la viande de bœuf crue. Mais il faut choisir avec soin la viande destinée à être mangée crue. *Il faut la râcler et non la hacher*, en laissant de côté les aponévroses, les tendons, la graisse. On fera avec la pulpe ainsi obtenue, des boulettes de la grosseur d'une noisette. On ajoutera un grain de sel ou de poivre, un peu de cognac ou de rhum, et le malade, le tuberculeux, l'affaibli, *avalera ces boulettes sans les mâcher*.

La viande crue ainsi absorbée se digère très facilement. On pourra aussi faire avaler cette viande crue en la mettant dans du bouillon froid. Le seul ennui c'est la présence assez fréquente dans le bœuf et la vache, des œufs du ver solitaire Aussi conseillons-nous aux malades de prendre surtout la viande de mouton ou de cheval, tous deux réfractaires au ver solitaire.

La viande crûe râpée, produit beaucoup plus d'effet *que le suc de viande* extrait au moyen d'une presse et que tous les *extraits de viande*, Liebig et autres si répandus aujourd'hui.

Boissons

On peut les ranger en deux grandes classes : les boissons fermentées et les non fermentées ; les boissons alcoolisées et celles qui ne le sont pas. Les boissons sont diversement supportées par les différents estomacs. Si boire est indispensable en mangeant, il ne faut cependant pas boire outre mesure, car une trop grande quantité de liquide entrave la digestion. Chacun sait que la suppression presque totale de boisson en mangeant est encore le meilleur moyen pour maigrir.

La boisson par excellence est l'eau, puissant adjuvant pour l'estomac.

On a observé que les buveurs d'eau vivent très vieux et conservent mieux et plus longtemps que les buveurs de vin leurs différentes facultés.

Bouillon

Pour faire un bon bouillon, il aut avant tout se servir d'un vase en terre vernissée, car les vases de fer modifient le goût de la viande et du bouillon.

Chevreul recommande pour faire un bon bouillon de prendre pour un kilogramme de viande maigre de bœuf, 2500 centimètres cubes d'eau, 18 gr. de sel marin, et 110 gr. de légumes (carottes, navets, poireaux, céléri).

Une grande erreur, c'est de croire que le bouillon est nutritif, il l'est fort peu. Il joue plutôt un rôle d'excitant, grâce à ses matières gustatives, odorantes et sapides. Pris une heure avant le repas, il est l'apéritit par excellence. Mais en se rappellant ce que disait le célèbre Bouchardat, il ne faut pas faire abus du bouillon, car il provoque divers troubles, tels que l'amaigrissement, la constipation et la faiblesse.

On en donnera aux malades, aux convalescents,

car il est de digestion facile et augmente la sécrétion urinaire.

On fabrique aujourd'hui beaucoup d'extraits de viande (l'extrait Liebig est le plus réputé) qui rendent de grands services grâce à leur concentration. Il faut trente kilogrammes de viande maigre de bœuf pour faire 1 kilogr. d'extrait.

Cacao

L'amande du cacao avec laquelle on fabrique le cacao en poudre et le chocolat, se retire du fruit du cacaoyer, arbre de l'Amérique du Sud.

Pour fabriquer le chocolat on mélange tout simplement cinq parties de sucre avec six parties de cacao, et on ajoute un peu de vanille ou de canelle. C'est un aliment précieux, excessivement nourrissant; mais les estomacs faibles, les vieillards et les enfants feront bien de prendre le chocolat ou cacao à l'eau, qui est moins lourd à digérer. Mais comme cet aliment est fort riche en graisses, tous les constipés et les malades de l'estomac feront bien de s'en abstenir. Il contient aussi beaucoup d'oxalate, et les arthritiques, les rhumatisants, les gravelleux, et tous les gens qui n'ont pas beaucoup d'exercice physique, feront bien de n'en user que modérément.

Il sert à fabriquer le beurre de cacao, produit employé en pharmacie.

Café

Elle est bien lointaine cette époque de Louis XIV, dans laquelle le café se vendait 150 francs la livre : il n'y avait qu'une seule boutique à Paris, aux environs de la rue St-Honoré, qui fût autorisée à vendre la précieuse liqueur. Aujourd'hui, c'est par centaines de millions de kilogrammes qu'il est vendu, et son prix, relativement modique, le met à la portée de toutes les bourses. Le café contient la caféïne, matière non nutritive, mais agissant sur le cœur et la circulation, activant le système nerveux et la sécrétion rénale. Les Turcs préparent le café par décoction, nous en faisons une infusion. Ajouter un peu de bicarbonate de soude à l'eau qui doit servir à faire le café, pour le rendre plus fort, plus aromatique. Le café est un stimulant. L'abus chez les personnes susceptibles à l'influence du café, donne le *caféisme*, caractérisé par : de la gastralgie, des tremblements, de l'insomnie, la fréquence du pouls, anaphrodésie (impuissance), de la polyurie. Il est bien préférable que les femmes et les enfants s'abstiennent de café, ainsi que tous ceux qui souffrent de l'estomac. Avec grand avantage ils remplaceront le café après le repas, par une tasse de notre thé de Beauregard. L'introduction de la chicorée dans le café n'est nullement nuisible, bien au contraire, il le rend moins nuisible pour le système nerveux.

Cannelle

Écorce d'un arbre qu'on trouve dans l'île de Ceylan; fort employée dans diverses préparations culinaires, auxquelles elle communique un agréable arôme, la cannelle occupe aussi une grande place dans un grand nombre de préparations pharmaceutiques. La cannelle excite la circulation générale, elle convient aux affaiblis, aux vieillards, à ceux qui ont quelques affections des bronches (le vin chaud à la cannelle n'est-il pas recommandé dans les cas de rhume). Enfin elle excite les fonctions de l'estomac, et pour cette raison elle est à recommander aux malades de l'estomac.

Céléri

Il est diurétique et fondant. La racine fait partie des cinq racines apéritives. Le fruit est carminatif, c'est-à-dire qu'il favorise l'expulsion des gaz intestinaux, il est utile dans les coliques utérines. Le céléri cru est lourd. Le céléri cuit est digestif, il est bon pour les bilieux, les goutteux, les lymphatiques, il excite de plus les fonctions génitales.

Cerfeuil

Fort usité dans la cuisine à cause de son arôme; il entre dans la composition du fameux bouillon aux herbes, il est apéritif, diurétique, antiscorbutique, il est également carminatif.

Champignons

Les champignons sont des végétaux de l'ordre au point de vue nutritif, à tel point qu'on a pu les appeler « *une viande végétale* », si bien qu'au musée les champignons occupent une grande place dans l'alimentation nationale. Les paysans ramassent tous les champignons indistinctement et les stratifient par couches dans du sel. Après quelques semaines, ils les lavent à grande eau et les soumettent à l'ébullition, puis ils les mangent sans danger. En France beaucoup de gens mangent des champignons par gourmandise, et de tout temps ils ont été fort appréciés. Mais que de prudence est nécessaire pour les récolter ! car il n'y a rien qui ressemble aux bons champignons comme les mauvais. Chaque jour, dans la saison, les journaux nous apportent la liste des gens empoisonnés par ce précieux végétal. Il faut toujours se défier, car même les champignons reconnus comestibles peuvent devenir vénéneux et causer des empoisonnements soit par changement subit dans l'atmosphère, soit pour toute cause que nous ignorons. Ne mangez que des champignons que vous connaissez bien et ne vous fiez pas à ces préjugés populaires qui vous font mettre une cuillère d'argent ou une bague en or dans la casserole où cuisent les champignons, soi-disant pour reconnaître leurs bonnes ou mauvaises qualités.

Lamie, dans les Archives médicales de Toulouse, donne le seul moyen de se préserver de tout accident. Il conseille de faire bouillir les champignons dans l'eau pendant une demi-heure et à rejeter l'eau de cuisson.

Nous croyons être utiles à nos lecteurs en leur donnant les signes de l'empoisonnement par les champignons. Le malade éprouve une vive angoisse, une soif ardente, il a de grands vomissements, de violentes coliques, des vertiges, du délire, le refroidissement des extrémités et la mort. En attendant l'arrivée du médecin, on donnera des vomitifs, des purgatifs énergiques, débarrasser par le haut et par le bas tout le tube digestif. On donnera en même temps des boissons stimulantes : du thé, du café, de l'alcool dans de l'eau.

Ajoutons en terminant que le champignon est un mets fort indigeste, il digère lentement, et tous les gastralgiques et autres malades de l'estomac feront bien de s'en abstenir totalement.

Chataigne

Fruit très nourrissant, riche en fécule. En Italie, la farine de châtaignes sert à la confection de la polenta. Tous les anémiques, les tuberculeux, les affaiblis pourront manger avec grand profit de la farine de châtaignes, très digestive.

Cheval

On consomme près de 10.000 chevaux chaque

année à Paris; c'est assez dire que cette viande nourrissante, digestive, agréable est entrée de plus en plus dans notre alimentation. Mais il faut qu'elle soit de 1re qualité. Les anémiques et les tuberculeux auxquels on prescrit de manger de 200 à 300 gr. de viande crue râpée par jour, auront avantage à prendre de la viande de cheval qui, outre son prix unique, ne contient jamais de tænia ou ver solitaire, si souvent rencontré dans la viande de bœuf.

Disons que cette viande crue *râpée* et non *hachée*, doit être *avalée* par le malade sans la mâcher, elle est alors de digestion facile.

Chicorée

La racine et les feuilles sont apéritives et laxatives. On la mange en salade ou cuite. La chicorée est bonne pour les dyspeptiques et les bilieux, elle est dépurative. Les constipés et les malades de l'estomac auront donc tout intérêt à manger beaucoup de chicorée cuite.

Cidre

Boisson que l'on fabrique avec du jus de pomme fermenté. Le cidre est populaire en Normandie et est à peu près spécial à cette province, où il fut fabriqué pour la première fois au XIIe siècle. Pour faire de bon cidre, il importe de surveiller la récolte des fruits. Les pommes qui ne sont pas assez mûres manquent de parfum et de sucre et donnent un cidre qui a de la tendance à se *tuer*, c'est-à-dire à prendre une couleur brune dans le verre, aussitôt qu'il y est versé. Les pommes trop mûres ne produisent qu'un cidre de mauvais goût et qui ne se conserve pas. Dans tous les cidres, on trouve du sucre en bien plus grande proportion, surtout quand ils sont doux, que dans les vins et les bières. Les cidres récents, les gros cidres sucrés et mousseux se digèrent mal ; ils peuvent causer des coliques, des diarrhées et même de la dyssenterie. Le cidre tourne facilement à l'aigre, et il faut le boire aussitôt qu'il est tiré.

Tous les gastralgiques doivent s'abstenir de cidre.

Citron

Fruit du limonadier, vulgairement citronnier. Le jus de citron est d'un usage journalier comme assaisonnement, sa saveur est plus agréable que celle du vinaigre. Dans l'antiquité, le citron jouissait d'une haute réputation en médecine, on le préconisait contre une foule de maladies, et il passait surtout pour un antitode souverain contre les venins et les poisons. Aujourd'hui le citron est employé comme le rafraîchissant par excellence ; il doit cette propriété à l'acide citrique qu'il renferme en grande quantité. La limonade ou le suc de citron étendu d'eau et adouci avec du sucre est un médicament agréable dans les irritations gastriques peu intenses et constitue aussi une boisson salubre dans les chaleurs de l'été.

Déjà au IIIe siècle, le jus de citron était recommandé comme vermifuge. Le suc du citron aiguise l'appétit, arrête le vomissement, résiste aux fièvres malignes, provoque les urines et dissout le calcul.

Coing

Fruit du cognassier ; on ne peut le manger cru, mais on en fait des compotes, des confitures, des conserves, des marmelades, des gelées, des pâtes ou confitures sèches. On en tire aussi une sorte de cidre assez agréable, dont on peut extraire une bonne eau-de-vie.

Autrefois, le coing jouissait d'une grande réputation en médecine, on le regardait comme susceptible de neutraliser l'action des poisons. Aujourd'hui on en fait un sirop : *les graines fournissent par décoction un collyre très efficace dans toutes les ophtalmies ou inflammations des yeux.*

Concombre

Le concombre est un excellent condiment quand sa saveur fade est relevée par un assaisonnement haut en goût : par le vinaigre, le sel et le poivre. L'art culinaire sait en tirer un bon parti en l'offrant cru, en salade, aux estomacs robustes ; cuit, farci ou en ragoûts gras ou maigres à ceux moins bien doués sous le rapport des forces digestives.

Dans l'ancienne médecine, on se servait beaucoup du concombre, aujourd'hui on ne l'emploi plus guère que dans la pommade de concombre. C'est à tort que dans la médecine des pauvres on n'emploie plus les graines de concombre qui sont laxatives et diurétiques.

Malades de l'estomac, abstenez-vous des concombres et des cornichons.

Condiments

On donne ce nom à toute substance ayant une saveur développée, qu'on ajoute ordinairement en petite quantité aux aliments pour en rehausser le goût. Les condiments sont des adjuvants de l'alimentation et favorisent la digestion. Il est certain qu'une alimentation fade, sans aucune espèce de condiment est non seulement mauvaise, mais encore mal utilisée par l'organisme.

Pour des raisons médicales qu'il serait trop long d'expliquer ici, chez l'enfant, dont la sensibilité est exquise et les sécrétions digestives parfaites, tout condiment est inutile et par conséquent nuisible. Il faut proscrire les condiments avec d'autant plus de soin, que les enfants, en général, en sont très friands. L'adulte pourra faire usage des condiments, surtout lorsqu'il les mélangera à des substances insipides, comme le riz, la pomme de terre, le poisson, etc.

Enfin le vieillard, chez qui la sensibllité émoussée

et la torpeur des fonctions sont le prélude de leur cessation absolue, devra chercher à les ranimer à l'aide de condiments un peu plus accentués.

Digestifs à petite dose, à haute dose, les condiments énervent le palais, le blasent, échauffent, constipent, enflamment les organes digestifs et provoquent sur la peau des démangeaisons désagréables.

Les principaux condiments sont : le sucre, miel, sel, vinaigre, épices, poivre, moutarde, muscade, vanille, safran, clou de girofle, piment, raifort, céleri, ail, oignon, cumin, anet, anis, genièvre, échalote, estragon, cerfeuil, persil, sauge, thym, etc., etc.

Conserves alimentaires

On donne le nom de conserves aux préparations d'aliments altérables dans les circonstances ordinaires et qui, grâce à certains procédés : le fromage, la salaison, la dessication, l'enrobement de graisse, d'huile, de sucre, de cire, d'eau-de-vie, les antiseptiques, la chaleur, etc. sont susceptibles de se garder pendant un temps fort long.

Les conserves doivent être bien préparées, avoir une odeur agréable, un bon goût, exemptes de moisissures. Les conserves ne valent pas l'aliment frais et peuvent donner lieu à des empoisonnements par leur mauvaise préparation, leur falsification, leur coloration artificielle, leur fermentation.

Gastralgiques, Dyspeptiques et Constipés, défiez-vous des conserves alimentaires.

Cresson

Le plus connu, comme le plus usité, est le cresson de fontaine, de ruisseau, la santé du corps. L'huile volatile sulfurée qu'il contient en assez grande quantité, sa richesse en azote, l'iode et le fer qu'on y rencontre en assez grande proportion, la présence d'un extrait amer et de sels de potasse suffisent à expliquer la réputation que le cresson s'est acquise à juste titre. C'est avant tout un stimulant de la digestion et de la nutrition ; c'est aussi un reconstituant et un altérant. Il est utilement employé dans le scrofule, le lymphatisme, la tuberculose, les digestions lentes et les ballonnements du ventre. Très utile également pour tous ceux qui urinent peu ou mal. Mais pour qu'il exerce une action sérieuse, il faut le prendre en grande quantité et cru, car la cuisson lui fait perdre son huile volatile et son iode. On en mange une ou plusieurs bottes par jour, soit entre les repas, soit aux repas, en hors-d'œuvre ou autour des viandes. Si la plante en nature n'est pas bien supportée, le mieux est d'en prendre le jus le matin à jeun ou au commencement des repas.

Le cresson mâché plusieurs fois par jour, soit qu'on en avale le jus, soit qu'on le rejette, est un remède populaire contre l'inflammation des gencives.

Voici une bonne manière de préparer du *suc de cresson de fontaine* pour les affaiblis, les anémiques, les tuberculeux.

On pile le cresson dans un mortier de marbre ; on exprime dans un linge et l'on filtre le suc à froid, ou simplement on se borne à passer le suc à travers un linge fin. On en prend une ou deux cuillerées le matin à jeun. On peut y ajouter un peu de sirop ou de vin de quinquina.

Cumin

Le cumin est une plante qui a une odeur très forte et très spéciale, une odeur aromatique très prononcée qui le fait rechercher dans certaines régions. Depuis longtemps il est employé dans la médecine. Les préparations de cumin, rarement usitées aujourd'hui, constituent néanmoins un bon stimulant digestif et un carminatif (c'est-à-dire qui chasse les gaz qui se forment dans l'intestin) assez sérieux. Toutes les personnes qui ont, ce qu'elles appellent des vents, feront bien de prendre du cumin. Il est à recommander dans les vertiges d'origine gastrique, dans les gastralgies et les ballonnements du ventre, dans les coliques venteuses, dans les leucorrhées, l'aménorrhée (règles difficiles). Dans certaines parties du Dauphiné, les paysans emploient les semences de cumin pour faire revenir le lait de leurs chèvres ; c'est en se basant sur ce fait que certains médecins l'ont prescrit à des nourrices ayant perdu leur lait à la suite de maladies fébriles.

Aujourd'hui encore, en Angleterre, on emploie des

cataplasmes de cumin pour faire dissoudre les humeurs froides, les glandes, les scrofules, etc.

Mode d'administration. — Intérieurement on donne le cumin à la dose de 1 à 2 gr. en poudre, ou à la dose de 2 à 4 gr. en infusion.

Escargots

Les escargots sont une véritable ressource pour les habitants pauvres du Midi. Dans le Nord de la France et aux environs de Paris, on recherche l'escargot vigneron. La consommation augmentant de jour en jour, on a créé des parcs à escargots ou escargotières, coins de prés limités par des traînées de sciure de bois, qui empêchent les escargots de se disperser.

Dès l'antiquité, l'escargot a été employé en médecine, à l'intérieur et à l'extérieur. Leur décoction, qui contient une si grande abondance de mucilage, qu'elle se prend en gelée, est généralement regardée comme pectorale (*sirop d'escargots*) et on l'administre dans les maladies de poitrine. Dans le Midi, il est encore d'usage de faire avaler aux poitrinaires des escargots crus et vivants, extraits de leur coquille.

Le médecin et naturaliste romain, Pline l'Ancien, ordonnait à tous les malades de l'estomac de manger des escargots, c'est juste le contraire que nous recommanderons à nos lecteurs, car l'escargot est fort indigeste.

Fraises

La fraise est un des fruits les plus délicieux, quelques-uns disent le plus délicieux. Tout le monde aime les fraises, mais tous ne peuvent la digérer. Pour certains estomacs, les fraises sont lourdes et indigestes. La fraise, riche en eau et en sucre, ne convient pas toujours aux dyspeptiques, aux obèses, aux diabétiques. Elles peuvent provoquer l'apparition de diverses éruptions cutanées, de l'urticaire particulièrement; elles sont laxatives quelquefois.

De ce que la fraise est diurétique (c'est-à-dire poussant aux urines), on en a conclu qu'elle possède une action anti-goutteuse, anti-calculeuse même, c'est le grand naturaliste Linné, qui, ayant fait des expériences sur lui-même, lors d'une violente attaque de goutte, fut le premier à préconiser la cure de la goutte par les fraises. En tout cas, il est certain que la fraise, en poussant aux urines, favorise l'excrétion de l'acide urique fabriqué en excès, et par conséquent est d'un secours utile dans le traitement de ces maladies.

On vante aussi l'eau distillée de fraise comme un excellent cosmétique propre à faire disparaître le hâle de la peau et les taches de rousseur.

Mais la fraise est surtout utile par sa racine qui contient beaucoup de tannin, et c'est grâce à cet acide tannique qu'elle a des propriétés apéritives, astringentes et diurétiques.

L'infusion de feuilles fraîches de fraisier a été beaucoup vantée comme excellent remède contre la diarrhée chronique. Voici la formule :

Feuilles vertes de fraisier. .	375 grammes
Bonne eau-de-vie	1 litre 15

On fait bouillir jusqu'à réduction de 55 centilitres, on filtre et on donne une cuillerée à soupe du liquide toutes les heures. En général, l'amélioration est manifeste à la dixième cuillerée.

En écrasant des fraises dans de l'eau, on en fait une tisane rafraîchissante, tempérante, utile pour les fiévreux. Pour faire du sirop de fraises, on prend :

Fraises des bois	1000 grammes
Sirop de sucre blanc. . .	3000 —

On réduit par cuisson le sirop à 2250 grammes, on ajoute les fraises et on place le tout dans un vase de porcelaine couvert. Après 24 heures, on passe sur une étamine de laine, avec une légère expression.

On prépare avec la racine une *infusion* ou une *décoction*, d'après les proportions suivantes :

Racine.	20 grammes
Eau.	1000 —

Framboise

La framboise est le fruit d'un arbuste qui croît naturellement dans les forêts de l'Europe et qui, cultivé, ne nécessite pas de grands soins. Elle est inférieure aux fraises : 1° à cause du duvet cotonneux qui la recouvre et qui produit sur l'organe du goût une sensation désagréable, une sorte d'impression, d'acidité et de sécheresse ; 2° par la facilité avec laquelle elle se corrompt ; de plus, elle est exposée aux attaques des insectes plus que tout autre fruit et très souvent, par cela même, envahie par leurs larves. Les framboises sont humectantes, adoucissantes, rafraîchissantes et laxatives, et par leur arôme particulier, exerce une certaine influence sur le système nerveux. Ingérés en trop grande quantité, elles peuvent déterminer des coliques et de la diarrhée et même, dans certains cas, des éruptions cutanées comme les fraises.

Quelques framboises infusées dans le vin lui communiquent un goût très agréable ; on en fait des confitures, des gelées, des conserves, de l'eau-de-vie excellente, dont voici la recette.

On prend 600 grammes de jus de framboises, 100 gr. de jus de cerises, 1 kilog. de sucre, 2 litres d'eau-de-vie. On laisse reposer et quand la liqueur est claire, on met en bouteilles. On fait également un vin de framboises fort estimé en Pologne.

La chair est très nutritive ; à conseiller aux personnes dont l'estomac est fatigué par des excès ou débilité par de longues maladies, tandis qu'il faut l'interdire aux individus que la pléthore prédispose aux hémorrhagies, aux inflammations, aux irritations, à ceux qui sont menacés d'apoplexie ou qui sont atteints de rhumatismes aigus, d'affections arthritiques.

Fromage

Ce mot sert à désigner un aliment azoté qui se prépare avec le lait des animaux et plus spécialement avec celui de la vache, de la brebis et de la chèvre. L'importance du fromage, au point de vue alimentaire, provient de ce que, sous ses formes si variées, cette préparation, bien que le fond soit le même, ne constitue pas une nourriture monotone. Elle plaît à tous et forme sur la table du riche un appoint dont les gourmets ont vanté l'excellence. Pour le pauvre, c'est un aliment favori, dont le goût relevé permet l'ingestion d'une grande quantité de pain et qui n'exige aucune préparation culinaire. Le fromage est donc un aliment de grande importance surtout pour le paysan, parce qu'en général l'azote manque dans sa ration. Le berger qui élève à grande peine le bétail pour l'habitant fortuné des villes, se prive de viande, ou ne s'en permet l'usage que rarement. Le laitage au moins lui reste.

Il le consomme nature ou sous forme de fromage. Le fromage a encore un autre mérite. Sa saveur agit par contraste sur le goût du vin qui paraît meilleur. Il suffit, pour s'en convaincre, de goûter le même vin après avoir mangé des confitures ou tout autre entremets sucré et de répéter l'expérience après avoir goûté du fromage. Dans ce dernier cas, le vin paraît excellent et l'expérience réussit même si bien que, pour déguster un vin au point de vue commercial, il faut bien se garder de procéder à l'opération en mangeant du fromage. Grâce à cette circonstance, la piquette du pauvre lui paraît une boisson passable. Dans les villes le fromage est de fondation au dessert. Les ferments qu'il contient, sa saveur salée et quelquefois de haut goût, sont un stimulant aussi précieux qu'inoffensif pour l'estomac qui se blase : il est bien préférable aux mets sucrés que l'on sert à la fin du repas et qui sont préférés par les enfants, mais ne conviennent pas à l'estomac adulte. Brillat-Savarin disait qu'un dessert sans fromage est une belle à qui il manque un œil.

Les fromages sont maigres, demi-gras ou gras, selon qu'on les fabrique avec du lait écrémé, du lait nature, ou du lait auquel on a ajouté de la crème.

On peut également diviser les fromages en fromages frais (à la pie, Gervais, Neufchâtel, double crème, etc.), en fromages salés, à pâte molle (Brie, Camembert) et enfin fromages à pâte dure et sèche (Gruyère, Roquefort, Hollande, etc.).

Genièvre

Chacun connaît les baies du genièvre ; je n'ai nul besoin d'en faire une longue description. Il est regrettable que les fruits du genévrier n'occupent pas une plus grande place et dans notre alimentation et dans notre art de soigner les maladies.

Lorsqu'on mâche les baies de genièvre en petit

nombre, il se produit dans la bouche une action stimulante. La salive est sécrétée en plus grande abondance et la bouche est humidifiée à ce point qu'on a pu dire que ces baies pouvaient tenir lieu du verre d'eau de l'orateur. La sécrétion gastrique est elle-même stimulée, la digestion devient dès lors plus rapide et plus complète, aussi bien l'appétit s'accroît-il. Le genièvre produit la contraction des intestins et cette action a pour conséquence souvent l'expulsion des gaz.

De plus, les graines de genièvre en infusion stimulent la circulation du sang et ont une action importante sur les reins, la peau et les poumons. L'urine est rendue en plus grande abondance et elle sent manifestement la violette, ce qui indique des *propriétés diurétiques*. Elles provoquent également la sueur.

Les infusions faites avec 5 grammes de graines dans 500 grammes d'eau et bues par tasse toutes les deux heures facilitent l'expectoration dans la bronchite aiguë ou chronique et dans l'asthme; augmentent la sécrétion urinaire, éliminent l'acide urique et modifient très heureusement le catarrhe de la vessie.

A dose élevée, les préparations et infusions de genièvre deviennent excitantes.

Les Allemands font un grand usage du genièvre dans leurs préparations culinaires. Les Anglais, les Hollandais, les Norvégiens et les Belges préparent avec le genièvre et du mauvais alcool de seigle, d'orge, d'avoine et de maïs connue sous le nom de *gin* dont les effets toxiques ont une influence des plus mauvaises sur les facultés physiques et morales. Je me hâte d'ajouter que cette action nocive du gin tient à l'alcool de grains et non à la baie du genévrier.

Le genévrier a été conseillé dans certaines affections des voies digestives. Il stimule l'estomac et l'intestin, chasse les flatuosités, excite la sécrétion des sucs digestifs et tonifie les organes.

Mais c'est surtout dans les maladies des reins qu'il est employé, et l'illustre Trousseau a fait entrer les baies de genièvre dans la formule du célèbre vin diurétique qui porte son nom, l'un de nos meilleurs médicaments dans l'hydropisie. Mais il faut surveiller l'usage du genièvre, car à dose trop forte il pourrait congestionner les reins et empêcher leur fonctionnement.

La baie de genièvre est utile pour faire revenir les règles ; on mettra une pincée de baies de genièvre et et une pincée de thé pour une tasse d'eau bouillante. On boira cette infusion le soir en se couchant.

Les baies de genièvre sont également le *diaphorétique du pauvre* (c'est-à-dire qui favorise la transpiration). Pour faire transpirer on prendra 125 grammes de bois de genévrier râpé, qu'on fera bouillir dans 1500 grammes d'eau jusqu'à réduction à 1000 grammes et on ajoutera 125 gr. de vin blanc.

Daignan, médecin français du siècle dernier, a fait un petit livre consacré à mettre en relief les effets salutaires de l'eau-de-vie de genièvre dans les pays bas, froids, humides et marécageux. Il démontre que, grâce à un heureux instinct, les peuples du Nord, de l'Europe ont pour boisson habituelle l'eau-de-vie de genièvre dont ils font une grande consommation. Cette eau-de-vie, tout en facilitant les digestions chez ceux qui la boivent, gros mangeurs très avides d'une nourriture abondante et succulente, est encore pour eux un préservatif de la goutte et du rhumatisme.

Le *ratafia de genièvre* est une bonne liqueur stomachique, cordiale, apéritive.

Voici la formule de préparation :

Baies de genièvre. . . .	300	grammes
Semence d'anis	8	—
Cannelle fine	4	—
Eau-de-vie de Cognac . .	4	litres
Eau	500	—
Sucre.	1000	—

Laisser infuser les baies dans l'eau-de-vie 8 ou 10 jours, avec l'anis et la cannelle; passez à travers un tamis, ajoutez le sucre et filtrez. Pour avoir de bons grains de genièvre, écrire à notre Herboristerie à Paris, 187, rue du Temple. 0 fr. 50 la boite.

Gingembre

Le gingembre est une plante qui ressemble au roseau et qui pousse dans les régions tropicales de l'Asie : la racine seule est usitée.

Le gingembre est stimulant, digestif, tonique et carminatif ; il est plus usité en Angleterre et en Allemagne qu'en France.

Les Indiens mangent le gingembre vert en salade ; ils en assaisonnent le bouillon, les ragoûts et le riz ; les Hollandais le font confire dans du sirop et le mangent comme digestif après le repas du soir ; les Anglais s'en servent beaucoup dans leurs pâtisseries et les Allemands l'utilisent pour aromatiser la bière.

En Angleterre on l'emploie aussi beaucoup dans les dyspepsies, comme stomachique, et surtout contre les coliques, quelle qu'en soit la nature, même chez les enfants. L'addition du gingembre dans les tisanes destinées à ces derniers est une pratique banale chez les nourrices anglaises.

Un cataplasme de farine de lin saupoudré abondamment de gingembre est plus efficace qu'un cataplasme à la farine de moutarde.

Glace

Certains auteurs attribuent à l'emploi très répandu en Amérique de la glace et de l'eau glacée la grande fréquence des maladies d'estomac qu'on observe dans ce pays ; cette opinion nous paraît exagérée, et s'il existe un danger de l'usage de la glace, c'est plutôt en raison de sa provenance souvent suspecte.

On peut dire que l'usage de la glace pure et des boissons glacées en été est certainement inoffensif, quand il n'y a pas abus, et que la surface de la peau n'est pas couverte de sueur.

Au moment de son introduction dans l'estomac, l'eau glacée soustrait aux parois de cet organe une certaine quantité de calorique et nécessairement tout l'organisme participe à cette déperdition de chaleur; mais la réaction ne tarde pas à se produire et la muqueuse de l'estomac se trouve vivement stimulée.

On voit donc que l'ingestion d'eau glacée, bien pure, loin de nuire aux fonctions digestives, peut rendre de réels services dans la gastralgie et la dyspepsie atoniques.

Quant aux glaces, leur action est la même que celle de l'eau glacée; il est bon cependant de ne les prendre que le soir, quant la digestion est déjà assez avancée, ou tout au plus à la fin du repas, au dessert.

Mais après l'ingestion imprudente de glaces ou de boissons glacées, on a observé des gastralgies, des vomissements, de la gastrite aiguë, de la gastro-entérite, de la péritonite et souvent la mort.

Toutes les maladies pulmonaires peuvent également se déclarer en prenant des boissons glacées imprudemment.

On peut résumer de la manière suivante les préceptes hygiéniques propres à prévenir ces accidents :

1° Boire à petites gorgées et conserver le liquide dans la bouche le plus longtemps possible avant de l'introduire dans l'estomac ;

2° Ne pas boire de liquide glacé quand l'estomac

est vide, et prendre auparavant une petite quantité d'un aliment solide : pain, biscuit, etc.;

2° Dans les bals et les réunions, éviter de prendre des boissons froides ou du moins accorder la préférence au rhum, qui sont légèrement stimulants et offrent moins d'inconvénients que les glaces à la crème et surtout que celles aux fruits;

4° Dans les cas d'accidents provoqués par l'ingestion de liquides glacés, donner de l'eau chaude. Dans les bals, les effets de glace sont avantageusement contrebalancés par le vin chaud, le punch, le thé.

Graisses

Toutes les graisses donnent beaucoup de chaleur à l'organisme et leur emploi serait utile surtout dans les pays froids, si leur digestion était moins difficile et moins laborieuse.

Tous ceux qui souffrent de quelque maladie de l'estomac doivent éviter les graisses sous toutes les formes.

Grive

Oiseau particulièrement recherché dont la chair sert à confectionner des pâtés ou des salmis.

Groseille

La groseille est le fruit du groseiller, arbrisseau qui croît spontanément dans les régions tempérées.

Les groseilles constituent un aliment assez savoureux, rafraîchissant, très digestible quand on n'en abuse pas, ouvrant l'appétit, facilitant plutôt les garde-robes et légèrement diurétique.

Les groseilles blanches sont moins acides que les rouges, elles sont aussi plus agréables au goût et conviennent mieux aux estomacs irritables.

Les rouges doivent leur couleur à leur richesse en acides, et sont astringentes et souvent employées dans les diarrhées.

Les groseilles noires ou cassis renferment un principe aromatique particulier; elles servent à préparer la liqueur appelée cassis, qui jouit d'une réputation populaire, comme digestif. Je conseille aux travailleurs des champs de faire macérer dans de l'eau fraîche les feuilles et les sommités du cassis, en y ajoutant un peu de sucre et d'eau-de-vie, ils obtiendront une boisson rafraîchissante pendant l'été.

Le suc de groseilles et les diverses préparations dans lesquelles on les fait entrer sont utiles dans les phlegmasies (inflammations) gastro-intestinales simples, dans les obstructions viscérales, les irritations des voies urinaires ou de l'intestin, Les goutteux, les sujets bilieux ou constipés se trouveront bien de la cure de groseilles, comparable pour eux à celle du raisin.

La gelée de groseille appliquée sur une brûlure superficielle produit un excellent effet.

Hareng

On consomme des harengs dans le monde entier et ils forment la base de l'alimentation populaire dans plusieurs pays du nord ; en Suède et en Norvège, leur abondance est parfois telle qu'ils sont employés pour engraisser les porcs et même pour fumer les terres. Leur chair est savoureuse, légère et de facile digestion. La plus délicate est celle où se trouve la laie ou les œufs.

Les harengs salés sont d'une digestion plus difficile.

Haricot

Les gousses de haricot renferment une forte proportion d'eau, de sucre, des albuminoïdes et constituent un aliment très sain, mais d'une faible valeur nutritive; on peut en dire autant des semences vertes. Mais il n'en est pas de même des haricots secs ; ils sont très nutritifs, grâce à la grande quantité d'azote assimilable qu'ils renferment, mais l'énorme proportion de fécule (60 °/₀) qu'ils contiennent les rend difficiles à digérer. On remarque souvent des pesanteurs d'estomac, des gargouillements, du ballonnement et de la diarrhée chez les personnes qui en font la base de leurs repas plusieurs fois par semaine.

Le haricot est moins indigeste en purée, mais ni les enfants en bas-âge, ni les convalescents, ni les dyspeptiques ne devront en faire usage.

Les haricots verts en salade constituent de bonnes salades se digérant mieux que les autres, à cause de la cuisson par laquelle ils ont passé. Nous recommandons aux parents de ne donner à leurs enfants des haricots, sous n'importe quelle forme, qu'à partir de l'âge de 5 ans.

Huîtres

Les anciens, aussi bien que les modernes, regardaient l'huître comme un mets exquis, et on sait l'énorme consommation qu'en faisaient les Romains.

L'huître est un aliment léger et un stimulant pour l'estomac, propre à réparer les forces et facilement assimilable.

L'huître est en même temps un médicament de premier ordre, car elle contient de l'iode, du brome et du chlore. Aussi on recommande l'usage des huîtres dans beaucoup de maladies, notamment dans les affections chroniques de l'estomac et des voies digestives, les dyspepsies, le scorbut, la chlorose, le lymphatisme.

Les huîtres cuites, frites dans la poêle, sont au contraire très indigestes. La soupe aux huîtres est fort prisée en Amérique.

Le bouillon d'huîtres peut être utile aux anémiques et aux jeunes chlorotiques.

Les huîtres constituent donc un aliment agréable, sain, de facile digestion, et cette digestibilité augmente encore sous l'influence d'acides faibles : c'est pourquoi on les assaisonne souvent de jus de citron ou d'une sauce faite avec du vinaigre, du poivre et des échalotes hachées. Comme cela se pratiquait déjà chez les Romains, on les mange au commencement des repas pour exciter l'appétit.

Cependant l'ingestion des huîtres peut quelquefois donner lieu à des coliques et à une purgation plus ou moins sérieuse, mais sans que ces accidents aient jamais la gravité de ceux que déterminent les moules.

Il faut se garder d'ouvrir les huîtres à l'avance et surtout de les détacher de la coquille inférieure, ce qui ne doit se faire qu'au moment de les manger.

Dans le cours des mois de juin, juillet, août, c'est-à-dire pendant la durée de ces mois sans r, on ne consomme généralement pas d'huîtres ; elles sont alors maigres et peu savoureuses.

Pour être comestible, il faut que l'huître soit vivante, ce que l'on reconnaît aux mouvements de rétraction qu'on observe, quand on la touche avec un couteau.

Lait

Peu d'aliments ont une importance aussi grande dans l'alimentation ; on a calculé que chaque habitant de Londres en consomme 40 litres par an ; à Paris, 60 litres environ. C'est un aliment complet, puisque l'homme peut vivre uniquement de lait additionné de pain. Le lait contient tous les principes nécessaires à la nutrition des différents aliments de notre organisme

Facilement digéré par l'estomac et ne fatiguant pas l'organisme, le lait est fortement recommandé par les médecins dans une foule de cas : dans les maladies de l'estomac, du foie, des voies urinaires, du cœur, dans le diabète et l'albuminurie. Chacun sait que le lait occupe une grande place dans l'alimentation des fiévreux; mais avant de forcer un malade à boire du lait, il faut se rendre compte de son tempérament, certaines natures ne pouvant le supporter, le lait leur donnant ou de la constipation ou de la diarrhée.

Pour faciliter la digestion du lait, on peut y ajouter soit de l'eau de chaux (12 cuillerées à soupe par litre de lait) soit de l'eau de Vichy (1 verre par litre). Malheureusement, le lait de Paris n'a pas la même valeur nutritive, quand il n'est pas nuisible. Les vaches enfermées dans de mauvaises étables, respirant un air empesté, nourries avec une alimentation spéciale qui augmente la quantité, mais diminue la qualité du lait, deviennent rapidement anémiques et tuberculeuses. La mortalité enfantine si élevée dans les grandes villes est due pour une bonne part à la mauvaise qualité du lait, que des commerçants peu scrupuleux ont encore soin d'écrémer, et souvent d'additionner d'une eau non stérilisée, source de toutes les diarrhées infantiles.

Le moyen le plus simple pour reconnaître si le lait est pur ou non, est de prendre une aiguille d'acier à tricoter qu'on frotte bien pour n'y laisser adhérer aucune matière grasse. On la plonge ensuite dans le lait et on la relève verticalement. Si le lait est pur, il en restera une goutte à la pointe. S'il n'en reste pas, il y a fort à parier que le lait a été allongé d'eau. Rappelons aux cultivateurs que le trèfle, les foins riches en labiées, l'anis, etc., donnent au lait un goût et un parfum agréables. L'absinthe, le genêt, les pousses de sureau, l'artichaut, le colza, les drèches, le tourteau, les pommes de terre germées, lui communiquent des saveurs déplaisantes, quelquefois amères.

Laits de chèvre, de brebis, d'ânesse, de jument. — Les laits de chèvre et de brebis sont plus crémeux, plus nourrissants que celui de la vache, mais ils sont aussi d'une digestion plus difficile et peu recommandés aux personnes malades de l'estomac.

Les laits d'ânesse et de jument se rapprochent singulièrement du lait de femme par leur composition et la nature de leur caséïne. Le lait d'ânesse, que sa rareté et son prix élevé met hors de la portée des petites bourses (6 francs le litre à Paris), convient admirablement aux nouveau-nés affaiblis.

Lait de femme. — Le meilleur lait pour le développement du nourrisson est celui de la femme ; aussi, partout avec raison, encourage-t-on l'allaitement maternel.

Une femme qui allaite sécrète, du 3e au 6e mois de 1000 à 1300 gr. de lait par jour. Une nourriture abondante en albuminoïdes élève surtout les quantités de beurre et de sucre de lait ; une nourriture très grasse appauvrit le lait. Les nourrices doivent se rappeler que la plupart des principes médicamenteux qu'elles absorbent passent dans leur lait. Si la nourrice boit de l'alcool, elle le passera par le lait à son nourrisson. Si, pendant la nourriture, les règles réapparaissent, il ne faut point que la femme s'effraie ; la sécrétion seule est un peu diminuée et au moment des époques le lait devient légèrement purgatif.

Laitue

La laitue jouait dans l'alimentation des anciens un rôle considérable et dont l'origine remontait fort loin. C'est ainsi que les Hébreux faisaient figurer les laitues sauvages dans le repas pascal, qu'elles constituaient avec les pains sans levain et l'agneau immaculé. L'amertume de ces feuilles leur rappelait symboliquement les tristesses de l'exil sur la terre d'Egypte.

La laitue était fort estimée chez les Grecs et chez les Romains, elle figurait dans tous les repas, tantôt avant la série des mets à titre d'apéritive, tantôt venant la clore à titre de sédative et pour calmer l'estomac, brutalisé par les extravagances gastronomiques que l'on connaît. Pline raconte qu'on éleva une statue au médecin Antonin Musa, parce qu'il guérit avec la laitue l'empereur Auguste, devenu hypochondriaque. On raconte aussi que l'empereur Dioclétien passait une bonne partie de son temps à cultiver des laitues : plût au ciel qu'il n'eût rien fait d'autre !

En somme, on le voit, la laitue, pour aliment vulgaire qu'elle soit, a une histoire.

Les diverses laitues sont employées comme salade ; leur usage est par conséquent passible des réserves à faire à propos de cette dernière catégorie de mets dans le régime des convalescents ou des valétudinaires.

La laitue pommée constitue un mets d'une digestion très facile et d'un goût agréable.

La laitue au jus de viande est un des meilleurs légumes qu'on puisse prescrire aux malades.

La laitue est également utile pour combattre la constipation des gens inactifs ou alités.

Les habitants de certaines parties du Midi, conservant une vieille habitude des légions romaines, mangent chaque soir une salade de laitue pour avoir un sommeil calme.

Le lactucarium est le suc propre retiré par incision des tiges de plusieurs laitues. Ce suc a une action hypnotique réelle ; il procure un sommeil calme, exempt de l'agitation intellectuelle que donne trop souvent l'opium. Il est de plus anaphrodisiaque, souverain dans l'insomnie avec érection chez les malades atteints de blennorrhagie.

On emploie aussi le sirop de lactucarium dans les affections, inflammations de l'appareil respiratoire.

Maïs

Le maïs est une plante qui appartient à la région de la vigne ; il se plaît dans les plaines chaudes et dans les terres naturellement fraiches ou arrosées artificiellement. Pour les habitants de ces pays, il forme souvent la base de la nourriture. Il est aux pays du sud de l'Europe ce que la pomme de terre est aux régions plus froides et il a sur cette dernière d'être un aliment complet. 1 kilogr. et demi de farine de maïs et un peu de fromage suffisent par jour au paysan lombard. Il y a dans le maïs quatre fois plus de substances grasses que dans le blé et c'est la présence de cette matière grasse qui fait du maïs un aliment complet et qui le rend si utile pour l'engraissement des animaux.

La farine de maïs s'emploie sous forme de potages au bouillon ou au lait. Elle sert également à préparer une bouillie épaisse (*gaudes*) une pâte bouillie (*polenta*) une pâte cuite au four (*milias*).

La farine de maïs est utilement employée pour les anémiques et les affaiblis.

Melon

Le melon comme aliment et sous le rapport de la salubrité, a ses prôneurs et ses détracteurs. En réalité, son degré de digestibilité diffère beaucoup suivant la qualité de sa chair, qui est très variable, et suivant les dispositions de l'estomac qui le reçoit. Un melon bien mûr, bien fondant, bien sucré, d'une odeur suave, doit être réputé digestible. Si, au contraire, sa chair crie sous le couteau et résiste à la dent, si sa saveur est peu sucrée, et surtout s'il a un goût âcre et résineux, il y a chance pour qu'il soit mal digéré.

Toutefois, le melon convient peu aux individus débiles, anémiques ; aux convalescents, à ceux dont les fonctions gastriques, languissantes ont besoin d'être stimulées.

Pour le rendre moins lourd à l'estomac, on le mange avec un peu de sel, de poivre ou de sucre.

Les personnes constipées, mais qui ont un bon estomac, peuvent en manger avec grand profit.

Menthe

Plante très commune dans nos pays et qui pousse dans les prairies humides, sur le bord des rivières et des fleuves. Il en existe de nombreuses variétés, mais la plus employée, à cause de la richesse et de la finesse de son parfum, est la *menthe poivrée*, déjà connue chez les Grecs et les Romains.

La menthe possède au plus haut degré des propriétés toniques, stimulantes et antispasmodiques. Les propriétés les plus énergiques sont dues à une huile essentielle qu'elle renferme et qu'on a comparée avec raison à l'éther.

Lorsque la menthe est donnée à l'intérieur (feuilles sèches de menthe en infusion, 10 grammes par litre d'eau), elle est stomachique, carminative, calme les douleurs gastro-intestinales.

Son infusion théiforme (1 cuillerée à café de feuilles sèches écrasées pour une tasse à café remplie d'eau bouillante) prise avant les repas, à la manière des amers, éveille l'appétence pour les aliments.

Prise après les repas, une infusion de menthe rend la digestion plus facile et plus rapide ; aussi, tous les estomacs paresseux, lents à digérer et gonflés de gaz, se trouveront-ils bien de prendre une infusion de menthe après leur repas.

La menthe est l'un des meilleurs remèdes contre les douleurs d'estomac.

Quelques gouttes d'essence de menthe poivrée sur du sucre, modèrent presque toujours le hoquet et parfois le font cesser immédiatement.

Dans la cholérine et dans toutes les diarrhées, l'infusion de menthe poivrée, chaude, est la meilleure boisson à donner aux malades.

L'alcoolat de menthe mélangé à une pommade, sert avec succès dans le traitement des douleurs rhumatismales chroniques.

L'essence de menthe calme les douleurs dentaires et fait partie de la plupart des dentifrices.

Miel

Le miel est un aliment sain, digestif, nutritif et savoureux. Les principes aromatiques et les acides qu'il contient, lui donnent cette saveur piquante, qui excite les glandes salivaires à une abondante sécrétion. Ce flux de salive et ses acides s'unissent dans l'estomac aux acidités gastriques et favorisent singulièrement la digestion. Ses principes sucrés se consomment dans le foie et entrent dans le sang pour produire de la vie, de la force, de la chaleur, du bien être. Le sucre ne peut pas lui être comparé, parce qu'il doit subir une transformation spéciale pour passer dans le sang. Il doit être interverti en dextrose et en levulose tandis que le miel pur produit de la nature, contient la dextrine aussi bien que la levulose.

Une très petite quantité de sucre peut être intervertie dans l'estomac par l'acide muriatique ; le reste, après avoir fatigué inutilement l'appareil digestif, est évacué sans avoir servi. Aussi, les malades, les petits enfants surtout, n'ayant souvent que très peu de cet acide dans l'estomac, ne peuvent pas supporter le sucre ; de là des malaises à l'estomac ou aux intestins, renvois, flatuosités, aigreurs, etc.

Le miel, au contraire, pris même en grande quantité est pour tous directement et facilement assimilable, et constitue un aliment important pour faciliter les digestions.

Le miel doit donc reconquérir sur le sucre la place que ce dernier a usurpée, et il le fera. Les familles qui sont arrivées à remplacer complètement le sucre par le miel, dans les boissons, dans les pâtisseries, à tous les repas, savent avec quel plaisir il est accepté par l'estomac ; elles voient les enfants mis au régime du miel se développer admirablement et échapper aux catarrhes intestinaux, à la dyssenterie, etc. Les apiculteurs, d'autre part, savent maintenant considérablement augmenter la production et baisser insensiblement les prix. Bientôt l'usage du miel sera général, à la grande satisfaction de tous, des producteurs et des consommateurs et ce ne sera pas un des moindres progrès de l'intelligente activité de notre époque.

Quelques cuillerées de miel chaque matin réchauffent les personnes âgées à qui la chaleur naturelle commence à faire défaut. Une cuillerée de miel en se couchant, facilite la digestion et appelle le sommeil.

Après chaque repas, une croûte de pain, couverte de beurre et de miel, est le plus agréable des desserts et le plus efficace des digestifs. Café au lait et café noir au miel, tartines au miel, font les délices des gourmets les plus difficiles. Tout cordon bleu qui remplace le sucre par du miel, est sûr d'avoir des félicitations.

Moëlle

C'est un des meilleurs remèdes pour combattre l'anémie et surtout l'anémie nerveuse (neurasthénie) à condition que les malades à traiter aient un bon estomac. Nous recommandons d'écraser chaque matin une cuillerée à soupe de moëlle de veau crue mélangée à du beurre et de faire une tartine que l'on assaisonnera de quelques grains de sel.

Morille

Toutes les morilles sont comestibles et d'un goût délicat, aucune variété de morilles n'est vénéneuse.

Morue

Poisson de mer, important sous le double rapport de l'alimentation et de la médecine. Les huiles de poissons sont consommées de temps immémorial dans les régions septentrionales des deux hémisphères, tant comme comestible que comme médicament. Depuis des siècles, les Islandais employaient et buvaient avec plaisir l'huile des morues qui abondent sur leurs côtes. L'empirisme populaire avait, de longue date, reconnu aux huiles de poisson des propriétés contre les douleurs névralgiques et rhumatismales, contre les maladies de langueur, mais les médecins n'en faisaient pas leur profit. Ce n'est qu'en 1852 que Bretonneau en répandit l'usage en France.

L'huile de foie de morue est difficile à digérer pour certains estomacs ; l'anorexie (c'est-à-dire perte de l'appétit) survient au bout d'un trop long usage ; parfois au contraire, dans les premiers jours du traitement, on voit l'appétit augmenter sous l'influence de l'action tonique générale qui ranime les fonctions nutritives.

Du côté de l'intestin, est à recommander aux sujets anémiques, enclins à la constipation.

L'huile de foie de morue, comme tous les corps gras, est tout à la fois un aliment respiratoire et un aliment plastique. C'est par instinct physiologique que les habitants de l'extrême Nord recherchent et consomment les huiles de poissons ; et remplacent par elles

les boissons fermentées qui leur manquent et puisent dans les huiles une source de chaleur qui les aide à résister à leur température glaciale.

L'accroissement du poids des malades soumis à l'huile de foie de morue est un signe de l'utilité du médicament, mais lorsqu'elle n'engraisse pas, elle ne produit guère par ailleurs d'effets favorables.

Cette huile est donc un intermédiaire entre les comestibles et les médicaments. Comme médicament elle est surtout utile contre le rachitisme, la scrofule, la tuberculose et généralement contre toutes les débilités organiques. Dans toutes les maladies osseuses, sous l'administration de cette huile, l'os se nourrit et par suite se reconstitue, non par elle, mais sous l'impulsion d'une action restauratrice de l'état général.

On la donne avec grand profit à tous les tuberculeux, car, en excitant la vitalité du poumon, elle lui donne la force pour résister à l'envahissement du bacille.

Elle est le tonique par excellence des jeunes sujets. On la voit en effet, les relever, les soutenir merveilleusement dans les épreuves d'une dentition difficile, d'une croissance trop rapide.

A quelle sorte d'huile de foie de morue faut-il donner la préférence !

Les huiles foncées, considérées bien à tort, comme ayant le plus de propriétés thérapeutiques, mal digérées, doivent être repoussées.

Les couleurs claires ou peu foncées, ambrées, blondes, correspondent aux meilleures qualités d'huile de foie de morue ; l'huile ambrée est la meilleure, se défier de l'huile blanche, qui a été par trop travaillée.

L'une des principales causes du dégoût qu'inspire l'huile de foie de morue et de son intolérance au début du traitement, est la quantité exagérée qui en est prescrite par certains médecins. Il est bon d'habituer les sujets peu à peu. La mesure ordinaire est la cuillère à bouche ; c'est trop pour commencer, surtout chez les enfants. La cuillère à café suffit au début ; lorsque la répugnance est vaincue, lorsque la tolérance stomacale est assurée, on élève graduellement cette dose jusqu'à une à deux cuillerées. Il ne faut pas dépasser quatre cuillerées par jour.

Il est également d'usage et avec raison, de donner l'huile au commencement des repas. Rien n'est plus logique. D'abord, les premières bouchées alimentaires entraînent les dernières parcelles de l'huile ; ensuite l'huile, mélangée dans l'estomac avec les aliments, se digère, s'assimile mieux et provoque moins de renvois. On pourra la donner avant le café du matin.

Pour avaler l'huile avec plus de facilité, le moyen le plus simple est de se pincer le nez en buvant l'huile et prendre aussitôt après une pastille de menthe.

Enfin, chez ceux qui sont tout-à-fait réfractaires et auxquels il est impossible de faire accepter et tolérer l'huile à aucun moment de la journée, nous conseillons de la leur donner à l'heure du coucher. Le sommeil intervenant, la digestion de l'huile s'opère pendant la nuit, facilitée par le décubitus horizontal et l'immobilité.

Le traitement ne doit pas se faire sans interruption. Dès qu'il amène la perte de l'appétit, il cesse de nourrir et l'indication est de le suspendre. On le reprend une dizaine de jours après.

Pendant l'été, l'estomac est enclin à languir et à montrer peu d'appétence pour les aliments, il est donc préférable de cesser de prendre de l'huile de foie de morue.

Moules

Les moules, dont l'emploi comme aliment remonte à une très haute antiquité, sont d'une digestion assez difficile, surtout quand la cuisson les a durcies ; elles ne conviennent qu'aux estomacs vigoureux et riches en suc gastrique.

L'usage alimentaire des moules amène quelquefois des accidents plus ou moins sérieux. Quatre ou cinq heures après l'ingestion, surviennent du malaise, de l'anxiété épigastrique, de la soif de l'oppression ; puis des vomissements, de la diarrhée, des syncopes. Un sentiment de froid se répand dans tout le corps surtout aux extrémités ; il y a des frissons. De plus, il se joint à cela une vive démangeaison à la peau avec accompagnement d'*urticaire*, petites taches d'un rouge sombre, sans élevure, irrégulièrement arrondies.

Donner un vomitif si les accidents sont récents ; un laxatif s'ils datent de plusieurs jours. Faire boire ensuite des boissons acidulées ; l'eau vinaigrée jouit à cet égard d'une vieille réputation.

Moutarde

Les bonnes moutardes de table sont faites, les unes avec la fleur de moutarde noire, les autres avec la graine de moutarde blanche. Les premières sont plus piquantes ; les secondes sont plus douces et conviennent aux personnes dont l'estomac est irritable.

L'usage de la moutarde offre plus d'avantages que d'inconvénients. En effet, c'est un assaisonnement de nos mets, qui relève la fadeur des uns et facilite la digestion des autres. Sa principale propriété paraît être d'exciter, à la surface du tube digestif, la sécrétion de sucs destinés à la dissolution des aliments. Elle accompagnera les viandes difficiles à digérer, les charcuteries les viandes salées et fumées, le homard, etc. La moutarde a également une influence pour les selles, aussi tous les constipés doivent user largement de moutarde à leurs repas. Ce condiment convient dans tous les cas d'anorexie (manque d'appétit), de langueur, de paresse des fonctions digestives, il éveille l'appétit et l'entretient pendant les repas ; il agit comme stomachique pendant la digestion. C'est un bon moyen pour rendre de l'appétence aux convalescents.

Mouton

La viande de mouton est la plus estimée des viandes de boucherie après le bœuf ; elle est moins nutritive, mais plus savoureuse et de digestion plus facile. On rencontre rarement dans la viande de mouton (comme dans celle du cheval également) les œufs du tœnia. Aussi, les malades auxquels on prescrit de la viande crue, hachée, feront-ils bien de prendre celle du mouton.

Navet

La racine du navet est fort employée comme aliment. Assez fortement sucrée, elle est assez nutritive et plus digestible qu'on le croit généralement, à la condition pourtant d'être bien cuite, car sa fibre est dure. Mélangé aux autres légumes, il donne un excellent goût au bouillon.

Une pratique assez usuelle à la campagne est de creuser dans un navet (comme on fait aussi dans le radis noir) une cavité qu'on remplit de sucre et on donne aux enfants qui toussent 4 cuillerées à café par jour de ce sirop qui passe à travers le navet, mélangé à une infusion de fleurs pectorales.

Noisette

Fruit fort répandu dans les régions tempérées ; les noisettes fraîches sont très nourrissantes et ont un goût exquis, mais elles sont indigestes ; il en est de même des noisettes sèches fort mal supportées par les estomacs délicats.

L'huile de noisette peut remplacer l'huile d'amandes

douces. On dit que l'huile de noisette fait repousser les cheveux.

Noix

Le noyer est un des plus beaux de nos arbres ; les feuilles qui sont d'un beau vert, ont une odeur forte, aromatique, mais il est absurde de dire qu'il est dangereux de s'endormir à leur ombre, ou que leur ombrage donne la fièvre.

Les femmes emploient la feuille du noyer pour combattre les flueurs blanches et non sans succès.

Les noix fraîches ou sèches sont difficiles à digérer, à cause de la matière grasse huileuse qu'elles contiennent.

On fait avec le brou de noix une excellente liqueur tonique et digestive, qui, prise en petite quantité, après le repas, favorise la digestion.

On fait également l'huile de noix qui remplace l'huile d'olive, mais qui rancit fort rapidement.

Œufs

Comme le lait et, à beaucoup d'égards comme le raisin, l'œuf a une grande puissance alimentaire, parce qu'il offre à l'action digestive, sous une forme simple, des matières albuminoïdes, des matières grasses, du sucre et des sels semblables à ceux qui entrent dans la composition du sang. L'albumine y est presque en aussi grande proportion et les matières grasses en proportion plus élevée que dans la chair musculaire du bœuf.

L'œuf est donc un aliment complet. Si l'on veut conserver à l'œuf toute sa digestibilité, il importe de le manger cru, légèrement chauffé au bain-marie (*à la coque*). En cet état, le blanc et le jaune sont rapidement attaqués par le suc gastrique. C'est avec le lait, l'aliment des convalescents, de ceux surtout qui relèvent d'une affection gastro-intestinale aiguë.

Il convient en général, si l'on veut manger les œufs *sur le plat* ou en omelette, de ne pas laisser durcir la partie albumineuse. Une bonne préparation culinaire est celle des *œufs brouillés peu cuits*, parce que l'albumine, y restant très divisé, offre plus de prise à l'action du suc digestif.

Quand on veut conserver des œufs pendant quelque temps, on peut se contenter de les enfouir dans du blé, de l'avoine, des cendres, du son mêlé de sel gris, ou de les disposer sur des lits de paille, la pointe en bas, ou encore, aussitôt après la ponte, de les plonger pendant quelques secondes dans l'eau bouillante. Pour une conservation plus durable, on les tient plongés dans de l'eau de chaux étendue et additionnée de crème de tartre.

La coquille d'œuf écrasée, réduite en poudre, remplacée aujourd'hui par le carbonate de chaux, prise à la dose de 2 grammes avant le repas, rend des services réels dans les cas de gastralgie.

Le blanc d'œuf peut servir à une excellente préparation contre la diarrhée. Pour cela, on bat 4 blancs d'œuf dans un litre d'eau versée lentement, on enlève la mousse formée, on ajoute du sucre ou du sirop (si l'eau n'a pas été sucrée préalablement), de l'eau distillée de fleur d'oranger, une douzaine de gouttes de laudanum de Sydenham. A prendre par petites tasses, tièdies au bain-marie.

Le jaune d'œuf est la partie la plus nourrissante de l'œuf et aussi la plus facile à digérer. On le donnera donc aux enfants, aux convalescents, aux malades de l'estomac, surtout délayé dans du lait ou du bouillon.

C'est surtout dans le jaune que se rencontre la *lécithine*, substance grasse et phosphorée qui sert surtout pour le développement de nos tissus osseux et nerveux et qui augmente la puissance nerveuse et génitale.

Le sirop d'œufs, facilement digestible, est ordonné aux sujets affaiblis par une longue maladie ; il se prépare en additionnant de sucre et d'un peu de sel une émulsion d'œufs, blanc et jaune ; on aromatise avec l'eau de fleur d'oranger.

La dissolution se fait à froid, en agitant de temps en temps. Cette préparation se rapproche *du lait de poule*, remède populaire contre les rhumes et maux de gorge, que l'on prépare en délayant dans l'eau chaude un jaune d'œuf et en additionnant de sucre et d'eau de fleur d'oranger.

Pour déterminer l'âge d'un œuf, on fait dissoudre 125 grammes de sel de cuisine dans 1 litre d'eau pure, et, lorsque la solution est complète, on y plonge l'œuf dont on veut connaître l'âge; si l'œuf est du jour, il se précipite au fond du vase; s'il est de la veille, il n'en atteint pas le fond; s'il a trois jours, il flotte dans le liquide; s'il a plus de cinq jours, il vient à la surface, et la coque ressort d'autant plus que l'œuf est plus âgé.

Oie

L'oie, au point de vue alimentaire, a longtemps occupé le premier rang parmi les oiseaux de basse-cour. Elle est aujourd'hui moins prisée que le dindon, dont la chair est plus délicate et plus savoureuse.

La chair de l'oie domestique est assez tendre, lorsque l'animal est jeune; mais elle est noire, fibreuse, difficile à digérer à cause de l'abondance de graisse qu'elle renferme.

C'est en engraissant l'oie qu'on obtient un foie gras, avec lequel on confectionne le pâté si renommé.

Le pâté de foie gras ne peut convenir qu'aux estomacs robustes.

Oignon

L'oignon est très fréquemment employé dans la préparation de nos aliments; il entre dans la confection d'une soupe, d'une purée, de certaines sauces, d'omelettes; on l'associe également aux viandes, en le faisant cuire avec elles; on le confit dans du vinaigre soit seul, soit mélangé avec des cornichons; coupé en minces rondelles, il sert aussi quelquefois à assaisonner des salades. Certaines personnes le mangent cru, ce qui rend l'haleine fétide et provoque des renvois fort incommodes, car il est très indigeste.

Pour donner au pot au feu une couleur et un fumet plus appétissants, on se sert d'une préparation d'oignons, appelés oignons brûlés.

Les oignons crus, écrasés, en forme de cataplasmes appliqués sur le bas-ventre, excitent la sécrétion urinaire. Le vin d'oignon, qu'on prépare en faisant macérer deux oignons dans un litre de vin blanc, passe pour guérir l'albumine.

En prendre un verre à bordeaux le matin à jeun.

Olive

Les olives, à l'état de nature, cueillies vertes (en juin ou juillet) ne sont guère mangeables à cause de leur âpreté; mais, après avoir été macérées dans une lessive alcaline et conservées dans la saumure avec divers aromates, elles acquièrent un goût agréable, et peuvent être servies comme condiment au début des repas pour exciter l'appétit.

L'huile d'olive est couramment employée dans les régions méridionales ; elle est plus digestive que la graisse et moins que le beurre.

L'huile d'olive a des propriétés émollientes remarquables; on l'emploie dans les lavements. Souvent nous avons guéri des constipations opiniâtres, en faisant prendre aux constipés une cuillerée à soupe d'huile d'olive le matin à jeun.

On préconise également l'absorption de l'huile d'olive dans les crises hépatiques; en augmentant la sécrétion biliaire, elle aide à l'expulsion des calculs.

Orange

L'oranger est un des arbres fruitiers les plus précieux, car toutes ses parties sont utilisées. Le bois, assez dur, susceptible d'un beau poli, est employé pour les ouvrages de tour et de tabletterie. Les feuilles vertes cueillies sur l'arbre, *pendant la végétation*, et desséchées au soleil, servent à faire des infusions sédatives, qui portent au sommeil. La décoction concentrée des feuilles sèches est utile contre les accidents nerveux, tels que hoquet, toux convulsive, palpitations.

Une infusion chaude de feuilles d'oranger, après le repas, facilite la digestion. Immédiatement prise après l'huile de foie de morue, cette infusion permet à certains estomacs délicats de supporter cette huile.

Avec la fleur desséchée, on prépare l'eau de fleurs d'oranger.

Les préparations d'écorce sont toniques, stimulantes, carminatives.

On fait une grande consommation d'oranges douces dans les pays méridionaux où la grande chaleur dispose au dégoût des aliments et à une langueur générale; on en fait entre les repas (eau d'oranger dans l'inappétence, les embarras gastriques, l'obésité) et aux repas même une grande consommation ; elles calment la soif, elles éveillent l'appétit et facilitent la digestion. Dans le Nord même, certaines personnes mangent, dans ce but et avec succès, une orange à la fin de chaque repas ; c'est d'ailleurs une pratique ordonnée par quelques médecins.

Dans la cuisine on fait des salades d'orange, des beignets d'orange, de l'orangeade, des confitures d'orange et du *ratafia de fleurs d'oranger*, dont nous donnerons la recette : On laisse en contact, pendant 24 heures, 30 grammes de pétales de fleurs d'oranger et un litre de bon alcool à 36°. On passe, on mélange avec un litre d'eau de fleurs d'oranger et un litre de sirop simple, on agite soigneusement le mélange et on filtre. On a ainsi une liqueur un peu amère, mais très agréable et très tonique, qu'on conserve dans des bouteilles rincées à l'avance et bien séchées.

Orge

C'est à la bière que cette céréale doit son importance. A part cet usage, on emploie peu la farine d'orge, qui est toujours grossière et qui renferme toujours des dédébris nombreux des enveloppes de la graine.

Oseille

L'oseille entre dans la préparation de soupes, dites

soupes vertes, mélangée aux épinards ; elle en relève la fadeur, mais on la mange le plus généralement en purée.

C'est un aliment de faible valeur nutritive ; il ne sert qu'à exciter les fonctions digestives.

L'oseille irrite l'estomac de ceux qui digèrent mal ; elle agace les dents, provoque la toux et la salivation, favorise les crachements de sang et la production de graviers. Donc les enfants, le malades de l'estomac, les tuberculeux, les asthmatiques et les malades des voies urinaires, devront s'abstenir de manger de l'oseille.

On s'en sert pour faciliter l'action des purgatifs, et elle entre à ce titre dans *le classique bouillon d'herbes ou bouillon aux herbes,* selon l'expression populaire.

On attribue à l'oseille des propriétés fébrifuges ; on dit également que des cataplasmes de feuilles d'oseille, appliquées sur les tumeurs scrofuleuses, exercent une action stimulante très avantageuse.

Pain

Le pain, la viande et le vin, représentent par excellence les aliments de l'homme civilisé ; mais, dans cette liste, le pain occupe le premier rang, en raison de la facilité relative avec laquelle on se le procure, et de sa composition chimique, qui révèle en lui un aliment complet, susceptible, à lui seul, de soutenir pendant longtemps l'existence. Cependant il faut reconnaître qu'à lui seul, il finirait par devenir insuffisant, car, en ne mangeant que du pain, l'homme perd chaque jour quelques grammes d'azote. Avant le pain, il est nécessaire d'ajouter quelques substances grasses et albuminoïdes que nous trouvons dans le lait, les œufs, le fromage. Aussi les parents doivent-ils insister pour que leurs enfants mangent du pain avec tous leurs plats.

La croûte est plus nourrissante et plus digestible que la mie.

Quelques personnes ne peuvent pas digérer le pain frais, mais la majorité des consommateurs le préfèrent. Il passe pour être moins économique ; aussi, dans certains établissements, a-t-on le soin de ne distribuer que du pain rassis. L'économie n'est en réalité qu'apparente.

Dans les campagnes, le pain est en général grossier. Comme on ne cuit que tous les huit ou douze jours, on a l'habitude d'ajouter à la farine un huitième de farine de seigle, ce qui le rend plus facile à garder, et moins désagréable quand il est rassis.

Il y a différentes espèces de pain : le *pain blanc*, le plus facile à digérer.

Le *pain complet* préparé avec tous les produits de la mouture, plus nutritif que le précédent, mais d'une digestion plus difficile ; *le pain de seigle*, savoureux et rafraîchissant, mais également plus difficile à digérer.

Le *pain de blé noir ou sarrasin*, fort lourd à l'estomac.

Qualités d'un bon pain : il doit être levé, léger,

avoir de grands yeux, une odeur agréable, une croûte sonore, jaunâtre, une mie élastique.

Il faut bien mâcher le pain.

Pâtes alimentaires

Ce nom sert à désigner les différents produits (macaroni, vermicelle, pâtes d'Italie) que l'on fabrique avec la farine de blé, et qui toutes sont fort nutritives, à condition qu'elles soient faites avec de bonnes farines et qu'elles ne soient pas trop vieilles.

Pâtisseries

Les pâtisseries sucrées (brioches, galettes, etc.), ne doivent pas être prises entre les repas, les gâteaux secs sont préférables. Les pâtisseries grasses doivent avoir une pâte très levée. On emploie le savon pour rendre les pâtisseries fondantes. Règle générale : éviter les pâtisseries, car elles sont souvent altérées, mal faites, ou faites avec des produits avariés.

Pêche

La pêche est un fruit fin et délicat, qui constitue un dessert superbe et appétissant. La pêche se mange en nature, soit avec un peu de sucre et de vin, ou bien en compote. On a dit à tort que la pêche est indigeste; elle n'affecte en réalité l'estomac qu'autant qu'on en abuse.

Elle n'est guère susceptible que d'un seul reproche : celui de relâcher parfois l'intestin. Et ce n'est pas un mal chez tant de sujets constipés.

On peut recommander ce fruit aux goutteux, aux arthritiques en général, aux bilieux, aux diabétiques qui n'ont plus beaucoup de sucre dans l'urine, parce qu'il n'est pas très sucré par lui-même.

En Amérique, on fait un vin et une eau-de-vie de pêche. On peut faire soi-même cette eau-de-vie, en mettant 25 gr. d'amandes écrasées, infuser pendant un mois dans un litre de bonne eau-de-vie.

Perdrix

La perdrix peut se manger *rôtie* ; elle est alors très digestible; aux *choux*, elle est indigeste et ne convient qu'aux estomacs robustes.

Persil

Le persil est une plante que l'on rencontre dans tous les jardins potagers et qui croît également à l'état sauvage. Les lapins aiment beaucoup le persil; il communique un excellent parfum à leur chair ; mais les poules qui mangent du persil, absorbent un poison qui les tuent.

On met du persil dans nos bouillons, nos salades

etc., auxquels il communique sa saveur aromatique, excite en même temps l'appétit et favorise la digestion.

Le persil contient l'*apiol* qu'on donne aux femmes pour régulariser leurs règles.

Ses feuilles écrasées ont été recommandées comme résolutives, en cataplasmes sur les plaies et les ecchymoses : de là le nom de vulnéraire du pauvre, qui lui a été donné.

Le suc du persil, appliqué sur les parties malades, fait disparaître les dartres et neutralise le venin des piqûres d'insectes : abeilles, guêpes, frêlons.

Un docteur raconte qu'il n'existe pas de remède plus efficace, pour détruire les poux chez les enfants, qu'une lotion faite avec du vinaigre, dans lequel on a mis à infuser pendant 48 heures des graines sèches de persil. Il faut 100 grammes de graines pour 700 gr. de vinaigre blanc. Ce remède réussit là où tous les lavages au sublimé n'avaient eu aucune efficacité.

Le persil fait partie des 5 racines, du bouillon aux herbes.

Il ne faut pas le confondre avec la ciguë, qui n'a pas d'odeur.

Le persil diminue la sécrétion du lait.

Pigeon

La viande du pigeon est nourrissante, mais indigeste et constipante ; elle est moins avantageuse que celle du poulet. Le pigeon sauvage est indigeste.

Pissenlit

On mange au printemps les feuilles et les jeunes pousses du pissenlit, en salade ou cuites à la façon des épinards et de la chicorée ordinaire. Sa saveur un peu amère est appréciée par certaines personnes; malgré tout, ce n'est pas un légume délicat. Mais il n'est pas indigeste et convient aux bilieux et aux sujets habituellement constipés, car il possède de grandes vertus rafraîchissantes.

Le pissenlit occupait une place importante dans l'ancienne médecine; on le disait tonique, diurétique, apéritif et surtout cholagogue (évacuateur de la bile). En Angleterre encore aujourd'hui, il est très employé dans les affections gastro-intestinales et hépatiques.

Le suc du pissenlit, mélangé au suc du cresson et dont on prend 2 cuillerées à soupe le matin à jeûn, est efficace dans l'hydropisie.

Poire

La poire est un aliment sain et agréable, se mangeant crue, cuite, confite, en compote ou en confitures.

On en fait aussi une boisson très recherchée : le *poiré*, et une *eau-de-vie*.

D'une façon générale, on distingue les poires de table, les poires à cuire et les poires à cidre.

Les poires cuites peuvent être mangées par les malades et les convalescents ; crues, elles sont plus indigestes.

Poireau

Le poireau est essentiellement diurétique (qui fait uriner).

Pour faire fondre et réduire les tumeurs, on prend le blanc d'un gros poireau qu'on enveloppe d'un papier mouillé et qu'on fait cuire sous les cendres, pendant 15 ou 20 minutes ; puis il est écrasé et mélangé avec un morceau de graisse de porc. Ce mélange est appliqué en forme de cataplasme sur la tumeur et doit être renouvelé toutes les sept heures.

Poisson

Le poisson est un aliment agréable, d'autant plus facile à digérer que la chair est moins visqueuse, mais il n'est pas aussi nourrissant que la viande, parce qu'étant plus léger en poids sous le même volume, il renferme moins de matières nutritives.

Certains peuples, en raison de leur situation géographique, se nourrissent presque exclusivement de chair de poisson et en fument même leurs terres ; ils sont moins énergiques, sont plus pâles que ceux alimentés de viandes, mais vivent, dit-on, plus longtemps.

Les poissons maigres sont plus faciles à digérer que

les poissons gras, tels que : l'anguille, le maquereau, la sardine, l'alose, le hareng frais.

Les personnes atteintes d'urticaire, de maladies de peau, feront bien de ne pas manger de poisson.

Les gastralgiques, les dyspeptiques, éviteront les poissons gras et les poissons fumés.

Le poisson s'altère vite et facilement, il faut le manger frais et très cuit, car il contient quelquefois des œufs de tœnia et de trichine.

La laitance des poissons mâles est nourrissante, digestive, aphrodisiaque (excitant sexuel).

Les œufs des poissons femelles sont très nourrissants.

On dit que les œufs du brochet et du barbeau sont vénéneux.

Poivre

Le poivre est employé dans la consommation sous le nom de poivre blanc, poivre noir, poivre long ou piment. Le poivre facilite la digestion, mais ne convient pas aux tempéraments bilieux et aux estomacs délicats ; il est bon surtout de l'ajouter aux préparations de viandes de porc. Il doit toujours être fraîchement moulu.

En applications prolongées sur la peau, le poivre peut produire la rubéfaction et même la vésication. Chacun connaît la saveur âcre du poivre, l'irritation des muqueuses qu'il provoque et son action sur les glandes salivaires qu'il stimule et dont il augmente la sécrétion. Il exerce une semblable action sur les glandes gastro-intestinales. Après son ingestion, on éprouve une sensation de chaleur épigastrique ; l'appétit et le pouvoir digestif augmentent. Il excite également les fibres musculaires des tuniques intestinales, et, par conséquent, favorise la digestion des aliments.

On peut employer ces propriétés en donnant du poivre dans les cas d'atonie intestinale, pour stimuler les estomacs paresseux, il facilite la digestion des aliments aqueux et amylacés (qui contient de l'amidon).

Il passe encore pour être diurétique et possède la réputation populaire de guérir les blennorrhagies. On le vante beaucoup en Angleterre, pour la guérison des hémorroïdes (on faisait un mélange par parties égales de sucre, de miel, de poudre de poivre, de semences de fenouil et de réglisse, et chaque jour, l'hémorroïdaire prenait trois doses de 8 grammes de cette préparation).

Il a enfin la réputation populaire, de détruire les poux chez les enfants.

Pomme

Les pommes jouent un grand rôle dans l'alimentation. Le nombre considérable de variétés qu'elles présentent, leurs époques diverses de maturité, la facilité de leur conservation, permettent d'en avoir toute l'année. Elles sont une ressource pour les classes populaires et bien que moins estimées que les poires, elles figurent souvent sur les tables aristocratiques. On en fait des compotes, des marmelades, des confitures diverses, des beignets, etc.

Les pommes douces sont laxatives ; les pommes âcres sont astringentes.

La *reinette* est à peu près la seule employée en médecine ; on en fait un sirop simple qui est rafraîchissant et laxatif. On en prépare aussi des limonades calmantes et rafraîchissantes. On a préconisé les pommes contre les fièvres ardentes, la mélancolie. On fait avec la pomme des tisanes calmantes et adoucissantes. On en préparait autrefois des marmelades épaisses, auxquelles on incorporait des substances aromatiques et médicinales ; de là l'origine des pommades, dont le nom s'est conservé, bien que la pomme n'entre plus dans leur composition.

On sait enfin que ce fruit sert à faire du cidre et avec le marc de l'eau-de-vie de cidre ou Calvados.

Pomme de terre

L'introduction de la pomme de terre dans l'alimentation humaine a produit sur la terre une immense révolution économique.

Les famines, qui désolaient périodiquement le globe, sont devenues beaucoup plus rares, depuis que la culture de la pomme de terre s'est étendue sur une grande partie de sa surface. L'histoire de la pomme de terre forme donc un chapitre très intéressant de l'histoire de l'humanité.

On attribue faussement à Parmentier l'honneur de l'introduction de la pomme de terre en France. En réalité, la pomme de terre était connue bien avant lui, mais il a eu le grand mérite d'en propager l'usage.

Le préjugé contre la pomme de terre une fois détruit, son utilité devint tout à coup si évidente, que sa culture prit brusquement une prodigieuse extension. Parmentier ne pouvait suffire aux demandes de graines et de tubercules. La passion avec laquelle on se livra en France à la nouvelle culture ressemblait à une véritable fureur. Et Parmentier put donner un repas dont le menu, fourni par la seule pomme de terre, fut trouvé incomparable.

Longtemps cultivée uniquement pour servir à l'alimentation, la pomme de terre a reçu aujourd'hui divers emplois industriels.

La pomme de terre est très digestible et si, à elle seule elle ne constitue pas une excellente nourriture, elle est parfaite pour fournir l'appoint que la science déclare nécessaire à la consommation de la viande. Les Anglais, gens pratiques, ont tout à fait raison, quand ils composent le menu ordinaire de viande rôtie accompagnée de pommes de terre.

On connaît une foule de manières d'apprêter les pommes de terre. L'une des plus simples et des meilleures consiste à les faire cuire sous la cendre ou dans le four. On obtient ainsi un aliment très sain et très agréable, auquel il suffit d'ajouter un peu de sel.

Une chose à observer, quelle que soit la préparation qu'on fait subir aux pommes de terre, c'est qu'on ne doit jamais les laisser refroidir, sans quoi elles prennent un abominable goût de rebut.

Il ne faut pas imiter les gens qui introduisent des tranches de pommes de terre dans leurs omelettes. Règle générale : la pomme de terre et l'œuf sont ennemis comme l'eau et le feu.

Une bonne préparation serait la pomme de terre frite, si, à Paris, l'on n'employait trop souvent des graisses de basse qualité.

Il ne faut manger que des pommes de terre bien mûres, car on a noté des cas d'empoisonnement par des pommes de terre nouvelles, cueillies trop hâtivement.

Donner des pommes de terre aux oiseaux de basse-cour c'est favoriser la ponte des œufs ; du reste, la volaille en est très friande.

La pomme de terre sert à faire des alcools de mauvaise qualité et le gin, cette épouvantable boisson des Anglais n'est que de l'alcool de pomme de terre étendu d'eau.

Porc

La viande de porc joue un grand rôle dans l'alimentation, surtout dans celle des petits ménages dont bon nombre, dans les campagnes, font, chaque année, tuer un cochon pour leur usage particulier. On la mange fraîche, salée, fumée et telle que nous la livre la charcuterie.

Pour être bon, le porc ne doit être ni trop jeune, ni trop vieux (huit mois à un an). Toutes les parties de cet animal sont utilisées : le sang sert à faire le boudin, les intestins, les andouilles et les andouillettes ; la tête, le fromage de cochon et le fromage d'Italie ; la cervelle, se mange frite ; les oreilles, forment un excellent petit salé ; la langue, est également très appréciée ; les poumons et le cœur sont transformés en saucisses ; le foie et l'estomac entrent dans la préparation des pâtés et hachis ; le groin et la queue sont recherchées des gourmets ; la peau, sous forme de couenne râclée et nettoyée est utilisée en gelée ou cuite avec des légumes ; les os par une cuisson prolongée, fournissent une gelée dont se servent souvent les charcutiers.

Quant aux pieds, on les prépare aux truffes ; c'est un mets estimé, mais peu digeste. Le filet, les côtelettes, l'échine, se mangent généralement rôtis.

Le lard, formé par le tissu adipeux accumulé sous la peau, en couches plus ou moins épaisses, constitue une précieuse ressource pour les habitants des campagnes. Il entre dans la plupart des préparations culinaires et forme un fond de cuisson pour beaucoup d'aliments. Le maigre de jambon est bien supporté par l'estomac.

Poule

La chair de la poule, et surtout celle du poulet, est universellement connue et au-dessus de tout éloge. La chair fine, blanche et délicate, convient aux estomacs les plus faibles.

Prune

La prune est peut-être le fruit qui trouve le plus d'emplois dans les usages domestiques. On la mange crue ; on en fait des confitures, des tartes, des marmelades, des conserves, de l'eau-de-vie.

La prune, séchée au four, est appelée pruneau. Sous cette forme elle est donnée avec succès aux convalescents, aux dyspeptiques, aux constipés. Le pruneau, a en effet, une grande valeur laxative, qu'on augmente encore en faisant infuser dans son jus, pendant cinq minutes, un gramme de feuilles de séné.

Radis

On sait assez l'emploi qu'on fait du radis et de la rave dans l'alimentation. Le radis blanc, le radis rose, sont d'une digestion facile, à la condition d'être tendres. La saveur légèrement piquante dont ils sont doués excite l'appétit et stimule l'action digestive. Mais le radis noir, à chair dure, compacte, est indigeste. Il faut, quand on en fait usage, le soumettre à une longue mastication. Il ne convient pas aux estomacs irrités ou enflammés.

Le radis n'est bien supporté que par les enfants ou par les personnes dont les fonctions gastriques sont demeurées intactes.

Dans la médecine populaire, les radis, mais surtout le noir, sont employés contre le rhume. On en fait une décoction, ou bien on en mêle la chair avec du sucre, et il en résulte une sorte de sirop qu'on prend par petites cuillerées. On conseille aussi de plonger les parties atteintes d'engelures dans une décoction de radis, additionnée d'un peu de vinaigre.

Raifort

C'est à titre de stimulant qu'il est employé; on s'en sert en Allemagne comme d'un condiment semblable à la moutarde.

Raisin

Tout le monde connaît les usages du raisin et les produits qu'il fournit à la vie domestique; il donne le vin, le vinaigre, l'alcool et le tartre. En outre, frais, conservé et séché, il sert d'aliment à l'homme. Les qualités recherchées pour la table sont tout-à-fait opposées à celles que doit avoir le raisin dont on veut tirer du bon vin. En effet, le meilleur raisin à manger, le chasselas de Fontainebleau, ne produit que du vin détestable.

Si l'on désire manger le raisin dans la vigne, il faut le cueillir bien mûr; mais le raisin cueilli la veille est meilleur que celui que l'on mange au pied de la vigne, parce qu'il a perdu un peu de la surabondance de son eau de végétation et que le sucre s'y est développé. C'est pendant la plus grande chaleur du jour qu'il faut cueillir le raisin destiné à être mangé le lendemain.

En médecine, depuis longtemps déjà, on pratique la *cure du raisin* pratiquée à l'étranger, beaucoup plus qu'en France, qui est le pays du raisin par excellence. On n'emploie pas indifféremment les diverses variétés de raisin; on les choisira suivant la cure que l'on désirera obtenir. Ainsi le raisin d'une vigne, quelle que soit son espèce, dont les racines sont dans un sol argileux et dans un pays froid et humide, est aqueux, peu sucré et sensiblement acide. Le raisin d'une telle provenance est laxatif, purgatif.

Ce sera l'effet diamétralement opposé que donnera l'ingestion du raisin provenant d'un terrain ferrugineux, surtout si sa couleur est presque noire. Aussi, par son usage, obtient-on un renouvellement des forces, accompagné d'une constipation qui n'était pas habituelle. Les raisins mûris dans un sol balsatique, granitique et surtout volcanique, sont diurétiques, mais toujours excitants; ceux qui viennent dans une terre fraîche sont peu aromatiques et en général sont dépressifs.

Voici comment se fait la cure de raisin : les malades qui peuvent marcher se rendent à la vigne dès le matin avant que le soleil ait fait disparaître l'humidité qui recouvre les graines, au moment où ils ont toute leur *fleur*. Là ils doivent commencer leur traitement par une quantité de raisins qui varie au début de 500 gr. à un kilog. Cette dose doit être progressivement augmentée, de façon qu'au bout de 15 à 20 jours, les malades en absorbent de 3 à 4 kil. par jour.

Les malades qui n'ont pas besoin d'un effet purgatif ou diurétique, rejettent la peau et les pépins des graines de raisin.

Par la cure de raisin, l'appétit est augmenté, on a une sensation de bien-être, de souplesse et d'agilité qui n'est pas habituel. Les urines sont beaucoup plus abondantes. Le tissu graisseux prend également un développement marqué, car le raisin engraisse.

La cure du raisin convient à toutes les personnes qui ne jouissent pas de l'intégrité de leurs fonctions digestives, à toutes celles qui doivent être légèrement et longtemps purgées par un moyen qui peut être impunément employé même pendant plusieurs mois ; à toutes celles qui souffrent d'une diarrhée incoercible.

Les laryngites, bronchites, phtisies même, tireront profit de cette cure. Les anémiques, les goutteux, les scrofuleux, les chlorotiques, feront bien d'essayer cette médication.

Cette cure est contre-indiquée chez les personnes déjà trop grasses, ou chez celles qui ont une tendance marquée à le devenir. Pendant la période des règles, la femme doit s'abstenir de cette cure.

La durée du traitement par le raisin doit être de 30 jours au moins, et souvent de deux mois.

Riz

Le riz entre pour une part considérable dans la majeure partie des habitants du globe, plus de la moitié.

Le riz est, de toutes les céréales, la plus employée par l'homme pour se nourrir ; son emploi, comme aliment, se perd dans la nuit des temps.

Le riz possède de bonnes qualités nutritives que l'homme doit mettre à profit dans les climats chauds et secs, là où les forces digestives ne sont pas très puissantes.

Dans nos climats tempérés, son importance est moindre; il n'a d'autre avantage que d'être d'une digestion facile et de permettre d'introduire une certaine variété dans l'alimentation.

Le riz est l'aliment léger que l'on prescrit aux convalescents, aux jeunes enfants pendant l'allaitement, aux malades atteints d'affections gastro-intestinales, à tous ceux, en un mot, dont les fonctions digestives sont peu actives.

Le riz ne laisse presque point, dans sa digestion, de

résidu excrémentiel et est suivi par conséquent de selles peu abondantes; cette propriété, jointe à sa nature très adoucissante, a pour résultat de diminuer les inflammations intestinales, desquelles dépend souvent la diarrhée.

Salade

On donne ce nom à une préparation culinaire dont la base est ordinairement constituée par des feuilles de végétal, auxquelles on ajoute du sel, de l'huile, du vinaigre et quelques condiments tels que poivre, ciboule, ail, moutarde, etc., selon le goût des consommateurs.

Les plantes qui servent à préparer la salade croissent à l'état sauvage, pissenlit, cresson, etc. Le plus souvent l'art du jardinier les rend plus tendres et plus savoureuses en leur fournissant de l'eau, de l'engrais, et en soustrayant les feuilles centrales au contact de la lumière, à l'aide des feuilles externes maintenues par un lien.

La salade est l'accessoire obligé d'un bon repas, mais elle est peu nutritive par elle-même.

Beaucoup d'ouvrières des grandes villes abusent de la salade. Vite épluchée, bientôt prête, d'un prix modique, elle constitue souvent tout le repas. Beaucoup se ruinent la santé à ce régime-là.

Sanglier

La chair du sanglier est très nutritive, mais l dureté de ses fibres et la graisse dont elles sont im prégnées la rendent d'une digestion difficile. Le côtelettes en sont la partie délicate.

Sardine

On retire de la sardine une huile que l'on emploi aux mêmes usages thérapeutiques que celle fourni par le foie de la morue. On mange ces poissons; l'état frais c'est un mets assez délicat; on les sale, o les fume, on les fait mariner dans l'huile, et on le expédie, sous ces différents états, dans toutes le parties du monde. Celles qui sont conservées dan des boites de fer blanc étamées avec de l'étain impu peuvent occasionner parfois des accidents asse graves.

Saucisses

La saucisse est une portion de boyau de porc rem plie de charcuterie, fumée ou non, et hachée (chai de porc habituellement). Le saucisson ne diffère de l saucisse qu'en ce qu'il est plus gros et plus compact et généralement d'un goût plus relevé. En Allemagn où l'on fait une grande consommation de ces pr duits, on a souvent constaté des accidents gastro-intestinaux désignés sous le nom de *botulisme*, assez graves puisqu'ils se sont terminés parfois par la mort.

Les estomacs malades s'abstiendront de saucisses et de saucissons.

Seigle

Tout le monde connaît l'importance du seigle pour l'alimentation de l'homme; on fait du pain avec sa farine, soit seule, soit mélangée. Mais ce pain est inférieur à celui de froment, il est plus lourd et médiocrement nourrissant, car il y a peu de gluten.

Dans les brasseries, le grain de seigle remplace souvent celui d'orge. Le grain de seigle est sujet à une singulière affection : on le voit s'allonger démesurément et former une sorte de corps oblong, brunâtre ou violacé, souvent courbe, qu'on a nommé *ergot de seigle*.

Lorsque les grains ergotés sont mêlés en proportion un peu forte aux grains sains, le pain fait avec ce mélange détermine des accidents redoutables, tels que la gangrène des membres.

L'ergot de seigle est fort employé en médecine, dans les accouchements, pour déterminer les contractions de l'utérus, dans les cas où l'inertie de cet organe rend l'accouchement impossible ou trop laborieux.

On l'emploie aussi avec succès pour arrêter le hémorrhagies, sous le nom d'*ergotinine*.

Sel

L'usage du sel remonte à la plus haute antiquité il faudrait tout un livre pour raconter l'histoire du sel.

Le sel entre dans toutes nos préparations culinaires. Il active et complète la cuisson de certain aliments, en reculant le point d'ébullition de l'eau dans laquelle on les fait cuire. Il augmente la salivation, réveille l'appétit et facilite la digestion. Il est impossible de se passer de sel, et des ordres religieux qui, dans un excès de zèle, ont voulu s'en priver, ont été obligés, au bout de quelque temps, d'y revenir.

La privation de sel appauvrit le sang, on maigrit très rapidement et toutes les fonctions se ralentissent.

Pris en excès, il irrite les voies digestives et produit également un état de maigreur et de marasme extraordinaire.

On donne des lavements d'eau salée qui font grand bien dans toutes les maladies de ventre. Une lotion d'eau salée est très efficace dans les ophtalmies légère bien que ce remède de bonne femme soit ignoré de la médecine officielle.

Les dartres, les rougeurs, ne résistent pas à quelque lotions d'eau salée, ce qui nous fait supposer que le bains d'eau salée seraient fort utiles dans les maladies de peau.

Tous les animaux sont très friands de sel. Il excite leur appétit et on l'ajoute avantageusement aux fourrages, surtout pour les animaux à l'engrais ; il favorise la digestion et l'assimilation.

Il y a bien des siècles que l'on donne le sel aux animaux malades pour les guérir de la gale et de beaucoup d'autres maladies.

Le sel, donné aux animaux augmente la qualité de leur chair, ainsi que la production du lait. Il exerce également une action favorable sur l'ensemble des fonctions organiques, la conservation des forces musculaires et le travail produit par les animaux. Il double la proportion d'azote des urines et augmente ainsi la valeur des engrais.

Semoule

La semoule, de quelque origine qu'elle soit (froment, riz ou pommes de terre) est toujours un aliment sain, de facile digestion et qui convient à tous les estomacs.

Sole

La sole, l'un des poissons de mer les plus estimés, offre de précieuses ressources au cuisinier et procure un aliment léger, délicat et sain.

Les convalescents, les vieillards, les malades de l'estomac, peuvent manger des soles ; ils en retireront grand profit.

Sucre

La valeur nutritive du sucre est assez faible. Des animaux, nourris exclusivement avec du sucre, ont succombé en peu de temps, après un amaigrissement considérable. Mais il constitue un aliment de combustion ; brûlé au contact de l'oxygène que fournit la respiration, il sert à entretenir la chaleur animale. Mais si le sucre ne nourrit pas ou très peu, il sert à la digestion.

Il convient surtout aux personnes qui ont la digestion stomacale pesante, par insuffisance de suc gastrique. Un verre d'eau fortement sucrée, non tiède, mais *très fraîche ou très chaude*, prise deux heures environ après le repas, précipite sensiblement le travail digestif.

Par contre le sucre, les boissons sucrées, augmentent le *pyrosis* (brûlure au creux de l'estomac) les *acidités stomacales*.

Il ne faut pas donner de boissons sucrées aux malades ayant de la fièvre, car leur soif sera augmentée, les tisanes acidulées, non sucrées, sont mieux supportées.

Les constipés, les diabétiques, les goutteux, les rhumatisants, les malades de l'appareil pulmonaire et surtout les enfants ne doivent user du sucre qu'avec modération. On dit quelquefois aux enfants que le sucre gâte leurs dents et, sans s'en douter, on avance là une grande vérité. L'usage immodéré du sucre produit de l'acide lactique qui attaque les dents.

Thé

Le thé est rangé parmi les aliments dits d'épargne. Le thé est un excitant du système nerveux au même titre que le café, il a une action directe sur le cœur.

L'infusion de thé *à doses faibles* excite légèrement la circulation, active le travail de la digestion, stimule le système nerveux au point de donner au sujet plus d'énergie physique et intellectuelle et de le tenir plus éveillé. Il facilite aussi les urines.

A hautes doses prolongées, les effets du thé peuvent devenir fâcheux par son action irritante et toxique sur les voies digestives.

L'infusion de thé est la boisson habituelle des peuples de l'Extrême-Orient ; les Hollandais, les Anglais, les Russes, les Américains l'introduisent de plus en plus sur leurs tables. Elle convient surtout aux peuples des pays froids et humides qui consomment beaucoup d'aliments ; aux gros mangeurs en général, en raison de son action stimulante ou générale et de ses qualités stomachiques ; aux sujets lymphatiques dont le système nerveux a besoin d'être soutenu.

Mais le thé réussit mal aux sujets nerveux, à ceux qui ont facilement des palpitations de cœur, aux dyspeptiques affectés de flatulence, enfin aux névropathiques.

Tomate

La tomate est apéritive et rafraîchissante ; son goût acerbe stimule l'estomac paresseux. Aussi, les peuples du Midi, chez lesquels la chaleur rend les estomacs paresseux, font-ils une grande consommation de tomates. Mais les malades de l'estomac ne doivent pas manger de tomates.

On dit que la tomate guérit les hémorroïdes : on mélange de la graisse et de la tomate en parties égales et après avoir fait bouillir jusqu'à évaporation de l'eau, on obtient une pommade, qu'on applique chaque soir sur les hémorroïdes.

Truffe

La truffe est un condiment fort estimé des gourmets, en raison de son arôme. On n'est pas d'accord sur sa valeur comme aliment. Les uns la déclarent indigeste ; d'autres la proclament aussi nutritive que le champignon. La digestibilité des truffes varie avec les individus et les tempéraments.

Les arthritiques, les rhumatisants et les goutteux, feront bien de s'en abstenir.

Vanille

Son parfum l'a fait entrer dans les préparations culinaires. On dit qu'elle favorise la digestion des aliments gras, le chocolat vanillé est donc plus digestible que le chocolat ordinaire.

Veau

Le veau se prête à tant de métamorphoses qu'on peut l'appeler le caméléon de la cuisine. Il est peu d'animaux qu'on présente à nos estomacs sous des formes plus diverses. Beaucoup, cependant, trouvent sa chair fadasse et bonne tout au plus pour les malades.

Il est certain que les vieillards et tous les malades de l'estomac trouvent dans le veau une viande, qui, certes, n'est pas très nourrissante, mais qui se digère facilement.

Viande

Depuis les temps les plus reculés, on constate que la viande faisait partie de l'alimentation de l'homme. Car la viande est l'aliment par excellence, il développe au plus haut degré les forces musculaires de l'homme et à poids égal, lui fournit une alimentation beaucoup plus rémunératrice que celle que lui donnerait toute autre substance.

La raison en est facile à comprendre: il y a identité

presque complète de composition entre la chair musculaire des grands animaux et celle de l'homme.

Dans nos campagnes, le régime animal est encore peu répandu. Il y a une cinquantaine d'années, beaucoup de cultivateurs ne mangeaient de la viande qu'une fois par an, d'autres 3 ou 4 fois par an, ou d'autres une fois par semaine. Le peu de vigueur que ces campagnards déploient, la lenteur de leur travail, n'ont pas d'autre origine que cette alimentation insuffisante.

Toutefois, dans les grandes villes, on tombe dans l'excès contraire : on abuse du régime de la viande. A Paris, par exemple, on a calculé que chaque Parisien mangeait 95 kilogr de viande par an. C'est trop, et c'est peut-être à cette suralimentation carnée qu'il faut attribuer la fréquence de cette maladie si redoutable : l'appendicite.

On donne aujourd'hui la viande crue *râpée* et *non hachée* aux débilités, et cela avec succès. On la donne aux enfants, dans les cas de rachitisme, d'anémie, de diarrhée de dentition, d'inflammations chroniques de l'intestin.

On la donne aux anémiques et aux tuberculeux.

Vin

Le vin est une excellente boisson alimentaire, très hygiénique. Il renferme des principes toniques et nutritifs. Il est bon de faire remarquer que le vin naturel ne produit pour ainsi dire pas l'*alcoolisme* ; cette maladie est surtout engendrée par les alcools de mauvaise qualité et n'est engendrée par l'abus du vin que lorsque celui-ci est additionné de mauvais alcools.

Le vin naturel pris en quantité modérée aide aux fonctions digestives ; c'est un stimulant des différentes parties du tube digestif. Pris en excès il produit l'ivresse.

Vinaigre

Le vinaigre n'est autre chose que du vin aigri, du moins il en était ainsi autrefois. Les choses ont changé, les vins n'entrent que pour une faible part dans l'obtention de ce produit ; tout liquide alcoolique ou susceptible de le devenir par fermentation sert aujourd'hui à produire du vinaigre.

Le vinaigre n'a aucune action nutritive, ce n'est qu'un condiment et un excitant des fonctions digestives.

Au lieu de prendre dans le commerce des vinaigres plus ou moins bien préparés, faites-en vous-même, en suivant cette formule :

Acide acétique pur cristallisable 80 gram.
Eau distillée . . . . 920 —

On mélange et on laisse macérer pendant un mois en présence de plantes aromatiques (estragon et autres).

TARIF DE NOS PLANTES

A

Absinthe mondée...	» 40
Aigremoine, feuilles mondées..........	» 70
Angélique, racines..	» 60
Anis vert...........	» 60
Anis étoilé (badiane)	1 »
Armoise, feuilles mondées..........	» 50
Arnica, fleurs.......	» 70
Asperges, racines...	» 60

B

Bardane, racines ...	» 60
Baies de Genièvre..	» 30
Bouillon blanc, feuilles...........	» 60
Bourgeons de Sapin.	» 60
Bourrache, fleurs...	1 10
Bourse a Pasteur...	» 70

C

Camomille..........	1 »
Centaurée..........	» 75
Chêne, écorce coupée	» 20
Chiendent..........	» 25
Coquelicot..........	1 10

D

Douce-Amère.......	» 30

E

Erysimum...........	» 50
Eucalyptus.........	» 40
Espèces antilaiteuses............	» 90

F

Fenouil.............	» 75
Follicules de Séné.	» 80
Frêne, feuilles......	» 50
Fumeterre..........	» 50

G

Gentiane en poudre.	» 70
Gentiane coupée....	» 25
Grenadier, écorce de racine..............	» 80
Groseillier noir (cassis) feuilles....	» 70
Guimauve, racine coupée............	» 60
Guimauve, fleurs.....	1 10

H

Houblon extra......	» 60
Hysope mondée.....	» 60

L

Lavande, fleurs mondées.....	» 40
Lichen d'Islande.....	» 50
Lierre terrestre...	» 60

M

Marrube blanc.....	» 80
Mauve, feuilles.... ..	» 50
Mauve, fleurs.......	1 10
Mélilot.............	» 70

Mélisse	»	75
Menthe poivrée	»	75
Millepertuis	»	80
Mille-feuilles	»	80

N

Noyer, feuilles	»	30

O

Oranger, fleurs	1	80
Oranger, feuilles	»	50
Oranger, écorces amères	»	40
Orties blanches	2	»

P

Pariétaire	»	60
Patience, racines	»	50
Pensée sauvage, fleurs	1	15
Plantain	»	50
Pulmonaire	»	40

Q

Quatre-Fleurs	»	90
Queues de cerises	»	50

R

Reine des Prés	»	60
Rhubarbe, poudre extra	1	25
Ronces, feuilles	»	»
Rose de Provins	2	»

S

Salsepareille, fendue et coupée	»	70
Sapin, bourgeons	»	60
Saponaire	»	40
Sauge	»	70
Semen-Contra, en poudre	»	70
Serpolet	»	70
Sureau, fleurs	1	»

T

Tanaisie	»	80
Tilleul, fleurs extra	»	80
Thym, mondé	»	40

V

Valériane, racine	»	40
Vigne rouge	»	70
Violette	1	10
Vulnéraire, espèces	»	35
Verveine, citronnelle	1	»

MALADES DE L'ESTOMAC

Vous tous, dont la digestion est lente, pénible, qui éprouvez des *pesanteurs*, des *gonflements de l'estomac*, qui *manquez d'appétit*, qui avez, après avoir mangé, des *renvois*, des *bouffées de chaleur*, des *envies de bailler*, *de dormir*, prenez la *Gastarine du Dr Davis.*

Mode d'emploi. — Vous ferez fondre une grande cuillerée à soupe de *Gastarine* dans une bouteille d'eau de Vichy. Vous prendrez 100 gr. de cette eau, de 10 heures à midi, de 4 heures à 5 heures et à 10 heures du soir. Chacune de ces prises sera tiédie au bain-marie et absorbée par toutes petites gorgées.

Prix de la boîte contenant 25 doses : 2 fr. 50
Franco : 2 fr. 75

Adresser les commandes, lettres et mandats, à M. le Directeur de La Médecine par les Plantes,

187, rue du Temple, à PARIS

DÉPURATIF VÉGÉTAL DU Dr DAVIS

La plupart des maladies sont dues à l'empoisonnement du sang, vicié par le travail, la nourriture, les excès. Les précieuses plantes qui composent le *Dépuratif du Dr Davis* possèdent une action merveilleuse sur le sang ; en quelques jours elles balaient les impuretés qui s'y trouvent.

Par leur action sur le sang et les humeurs, ces plantes préviennent et guérissent les nombreuses maladies qui sont les conséquences de l'impureté du sang.

Ces plantes rafraîchissent, purifient, clarifient et régénèrent la masse du sang. Elles constituent le seul dépuratif végétal, naturel, dont l'action est toujours bienfaisante et jamais nuisible.

Il peut être pris par tout le monde, enfants, vieillards, malades ou non ; à tous il donne la santé.

Ce dépuratif guérit toutes les maladies de la peau (abcès, anthrax, goîtres, glandes, démangeaisons, eczémas, dartres, plaies de mauvaise nature).

Avec ce dépuratif, plus de boutons, de rougeurs, d'éruptions désagréables.

A chaque changement de saison et au moindre signe d'impureté du sang, il faut prendre les plantes dépuratives du Dr Davis.

Mode d'emploi — Faire macérer pendant 6 jours le contenu de la boîte dans 2 litres de vin blanc léger, passer et prendre 1 verre à Bordeaux de ce dépuratif le matin à jeun.

Prix de la boîte : 2 fr. 50 ; franco, 2 fr. 75

Adresser les commandes, lettres et mandats à
M. CHASSAGNETTE.
187, Rue du Temple, à Paris

GRAISSE DE MARMOTTE

Douleurs, goutte, rhumatismes, sciatique, paralysie, arthrite, lumbago, entorse, foulures, etc., etc., sont guéris radicalement par l'emploi de la *Graisse de Marmotte.*

C'est une graisse naturelle et non de fabrication pharmaceutique, que nous offrons à nos lecteurs. Nos relations en Autriche et en Italie, nous permettent de posséder cette graisse, devenue si rare aujourd'hui dans nos montagnes de la Savoie.

Nombreuses sont les lettres de clients guéris par l'emploi de cette graisse.

Mode d'emploi. — Chaque soir et chaque matin frictionner la partie malade avec un peu de *Graisse de Marmotte* mis sur un morceau de flanelle.

Prix du pot de graisse : 2 fr. 50 ; franco, 2 fr. 75

Adresser les commandes, lettres et mandats à

M. CHASSAGNETTE

187, Rue du Temple, à Paris

TABLE DES MATIÈRES

PREMIÈRE PARTIE

Les plantes et leur emploi médical

DEUXIÈME PARTIE

Les maladies et leur traitement par les plantes

TROISIÈME PARTIE

Des soins à donner à l'enfant

QUATRIÈME PARTIE

Nos aliments

CINQUIÈME PARTIE

Recettes utiles

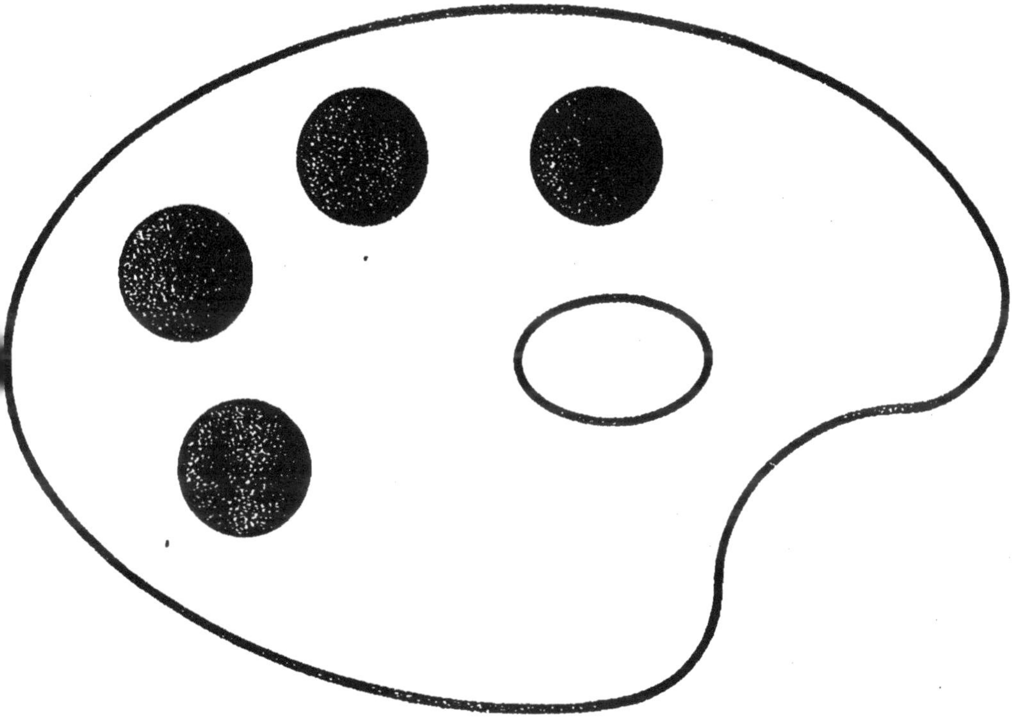

Original en couleur
NF Z 43-120-8

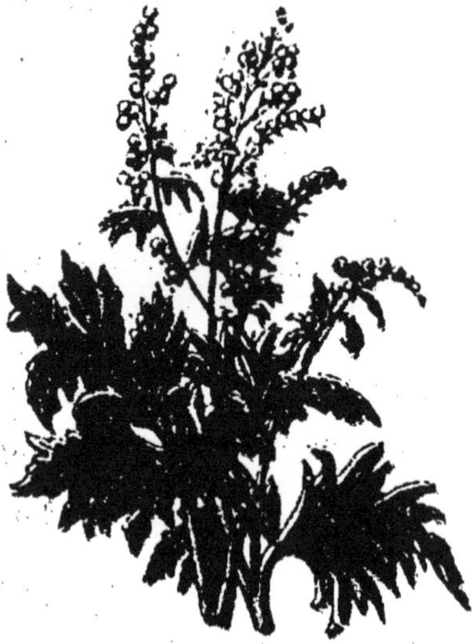

ABSINTHE

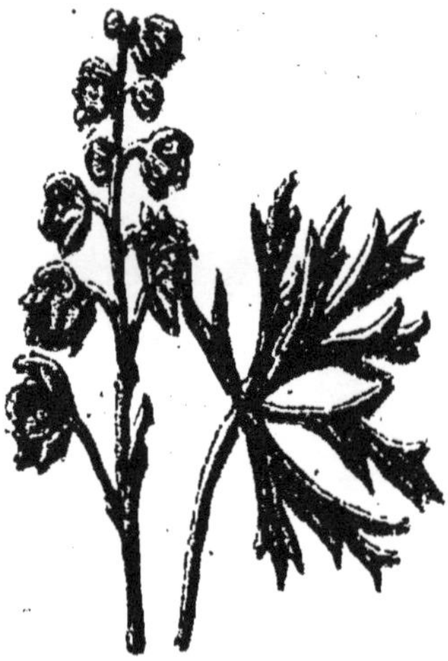

ACONIT NAPEL

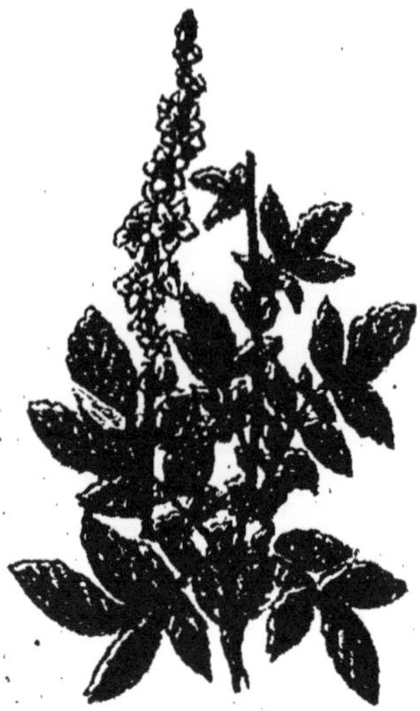

AIGREMOINE

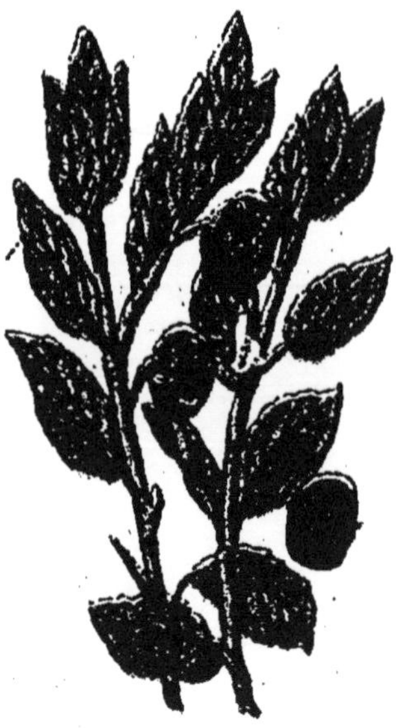

AIRELLE MYRTILLE

LE MÉDECIN DES PEUPLES (DÉPOSÉ).

RECETTES UTILES
ET
NOTIONS DE MÉDECINE USUELLE.

Elixir tonique vermifuge (Guyot).

Gentiane (racines)	30 grammes
Rhubarbe id.	15 »
Absinthe (sommités)	15 »
Semen-contra	15 »
Safran	2 »
Eau-de-Vie	1 litre 1/2

Laisser infuser le tout ensemble pendant 8 à 10 jours, puis ajouter un bon 1/2 litre de sirop simple. Filtrer à chaud.

La dose pour un homme est de 1 verre à liqueur ordinaire, pour un enfant une cuillerée à café, une demie pour les petits enfants. Excellent contre les vers. Pour nos clients qui préfèreraient ne se servir que de plantes, nous recommandons vivement le *mélange de plantes vermifuges du Docteur Davis*. Prix de la boite 2 f 50.

Adresser lettres et mandats au Dépôt, 187, Rue du Temple, à Paris.

Bain fortifiant et aromatique.

Avec raison, les médecins recommandent beaucoup aujourd'hui de donner des bains fortifiants aux enfants chétifs et aux personnes affaiblies. Beaucoup de nos lecteurs habitant loin des grandes villes, ne peuvent se rendre dans un établissement de bains, pour prendre ces bains fortifiants. Nous croyons leur rendre service en leur indiquant un mélange, qu'ils peuvent préparer eux-mêmes et qui nous a donné d'excellents résultats

Romarin	250	grammes
Sauge	200	»
Thym	200	»
Menthe poivrée	200	»
Origan	200	»
Ecorce de quinquina	200	»
Eau	250	»

On fait bouillir le tout pendant 5 minutes. On ajoute à cette décoction :

Sel ammoniac	150	grammes
Gros sel de cuisine	100	»

et on met le tout dans un bain ordinaire, dans lequel on restera pendant 20 minutes.

Eau de Cologne

RECETTE DE JEAN-MARIE FARINA.

Beaucoup de femmes reculent devant la dépense d'un litre d'Eau de Cologne dont le prix est toujours assez élevé. Aimables lectrices, qui désirez parfumer vos mouchoirs et mettre dans votre eau pour la toilette du matin, quelques gouttes d'Eau de Cologne, (ce qui donne grande fraicheur à la peau), nous vous donnons la recette de Farina, un de nos grands parfumeurs :

Alcool à 50°	1	litre
Essence de bergamotte	4	grammes
id. de citron	6	»
Romarin	6	»
Essence de cédrat	2	»
id. de lavande	1	»
id. de benjoin	1	»
Néroli	6	gouttes
Essence de canelle	1	gramme
id. de vanille	1	»
id. d'anis	1	»

Mettez le tout dans un vase bien bouché, remuez le tout 4 fois par jour. Laissez infuser pendant 5 jours, filtrez et mettez le tout dans un flacon bien bouché. Vous pouvez acheter ces essences chez votre pharmacien.

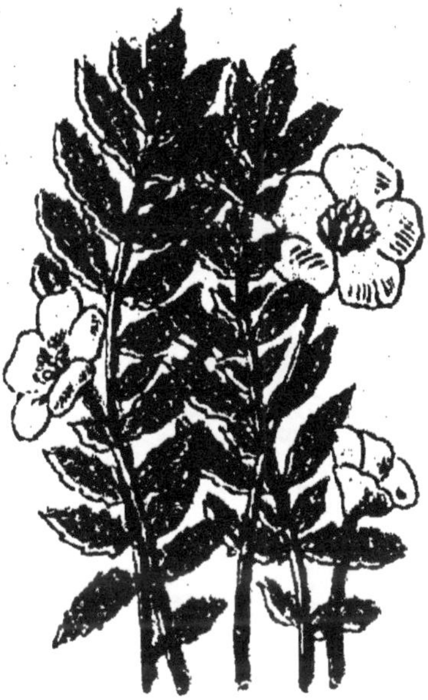

ARGENTINE

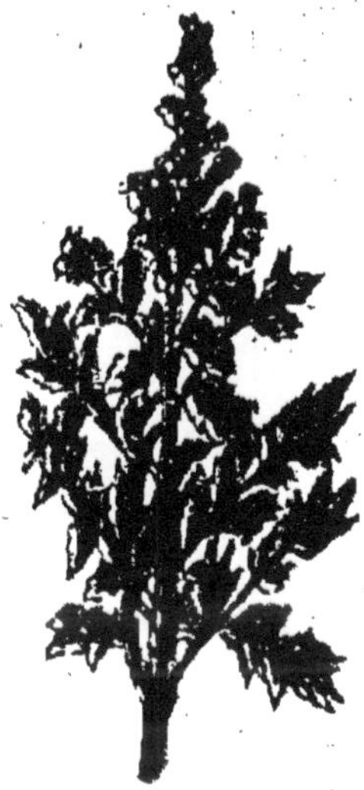

ARMOISE

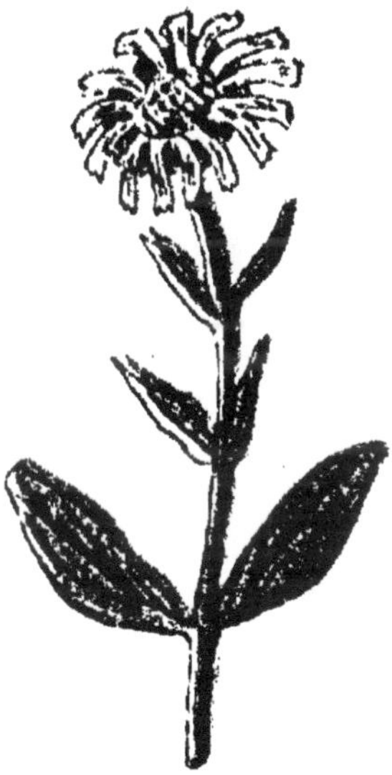

ARNICA

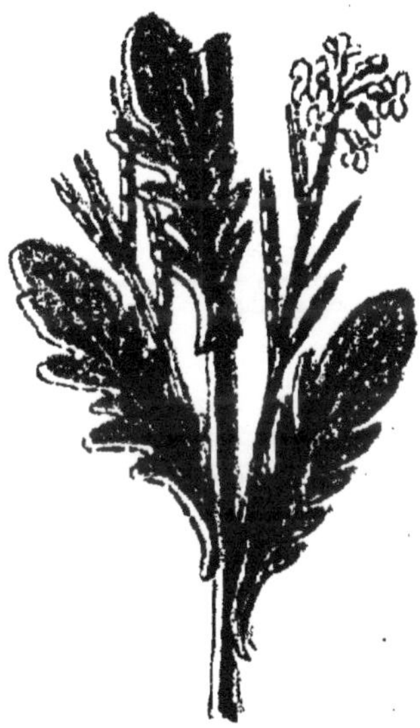

BARBARÉE

LE MÉDECIN DES PEUPLES (DÉPOSÉ).

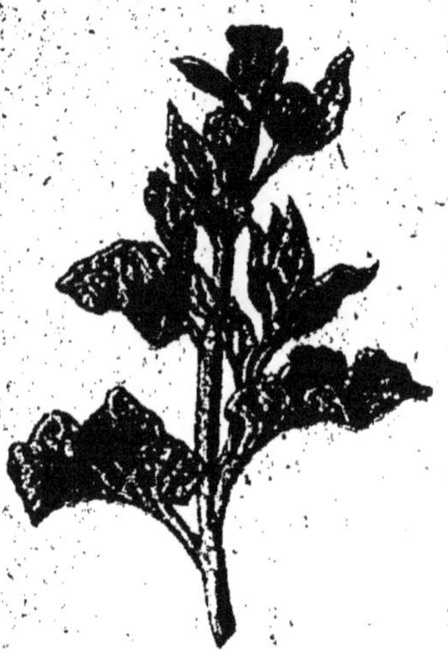

BARDANE COMMUNE

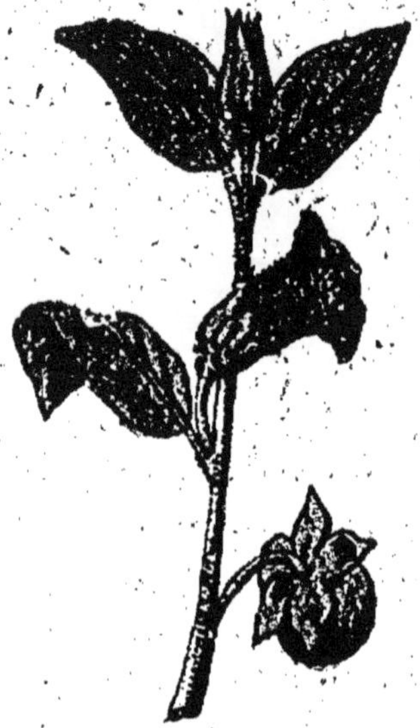

BELLADONE

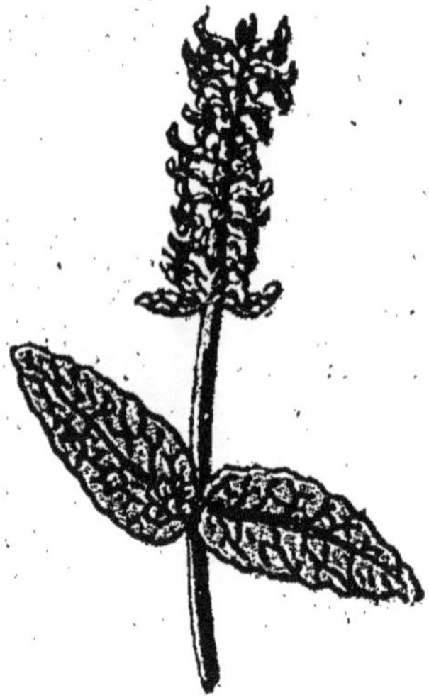

BÉTOINE

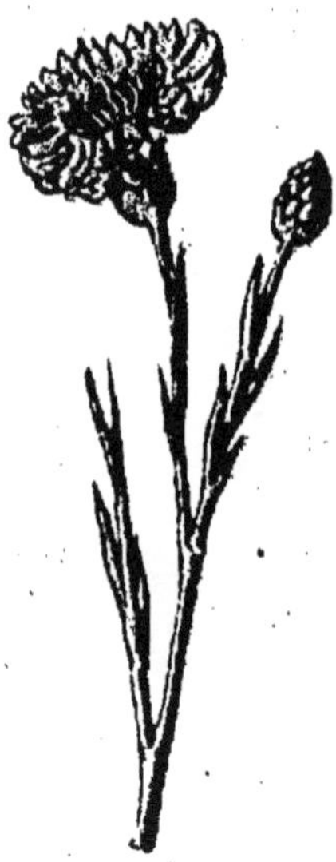

BLUET

LE MÉDECIN DES PEUPLES (DÉPOSÉ).

Sirop des dames religieuses de Rennes (Lehamau).

Dattes	15 grammes
Jujubes	18 »
Fleurs de nénuphar	12 »
Semences de pavot	15 »
Racine de réglisse	15 »
Racine sèche de guimauve	15 »
Capillaire sec	30 »
Sucre	250 »

On commence d'abord par enlever les noyaux des dattes et des jujubes, on coupe la guimauve et la réglisse par petits morceaux, on hache le capillaire, puis on met le tout dans 2 litres d'eau et l'on fait cuire jusqu'à consistance sirupeuse.

Ce sirop est très-utile contre la toux et s'administre à la dose d'une cuillerée à bouche le matin, à midi avant le repas et 2 le soir en se couchant.

Eau sédative.

Ammoniaque liquide	60 grammes
Alcool camphré	10 »
Sel marin	60 »
Eau	1000 »

On laisse infuser le tout à froid, on agite la bouteille, chaque fois que l'on veut s'en servir.

Chacun sait que des compresses d'eau sédative sont utiles contre les contusions, les blessures, les maux de tête, les douleurs névralgiques.

Liqueur digestive au Mille-pertuis.

Eau-de-vie	1 litre
Mille-pertuis	125 grammes

On met le tout dans une bouteille et on laisse infuser 15 jours au soleil. On ajoute ensuite 50 grammes de sucre. On en prend une grande cuillerée à soupe après chaque repas. Cette liqueur active la digestion et fortifie l'organisme.

Pommade contre la chute des cheveux (Dupuytren).

On fait fondre au bain-marie 300 grammes de moelle de bœuf, on ajoute ensuite, en les mêlant bien, les substances suivantes que l'on pourra acheter chez son pharmacien :

Acétate de plomb cristallisé.	5	grammes
Baume noir du Pérou	20	»
Alcool à 21°	50	»
Teinture de cantharide	2	»
Teinture de girofle id. de cannelle	10	gouttes

Onction tous les soirs avec gros comme une noisette.

Pommade contre la chute des cheveux.

Voici une autre pommade contre la chute des cheveux, elle nous a donné d'excellents résultats et sa préparation est plus facile que la précédente.

On fait fondre au bain-marie 200 gr de moelle de bœuf. On fait chauffer ensemble 60 gr. d'huile d'amandes douces avec 150 gr. de rhum. On mêle, en les mélangeant les 3 substances. On laisse refroidir le tout et chaque soir en se couchant on se frictionne la tête avec gros comme une noisette.

La Capillarine

EAU POUR ARRÊTER LA CHUTE DES CHEVEUX.

Pour les personnes qui n'aiment pas se frictionner la tête avec une pommade, ce qui est toujours désagréable, surtout pour les dames, nous recommandons tout spécialement notre « *Eau Capillarine* » du Dr Davis. Cette eau merveilleuse fortifie le cuir chevelu, enlève les pellicules et arrête la chute des cheveux.

Chaque soir en se couchant on fait une bonne friction sur tout le cuir chevelu.

Prix du flacon (1/4 de litre) 3 f 75.

Adresser lettres et mandats à la Médecine par les Plantes, 187, Rue du Temple, à Paris.

VIII.

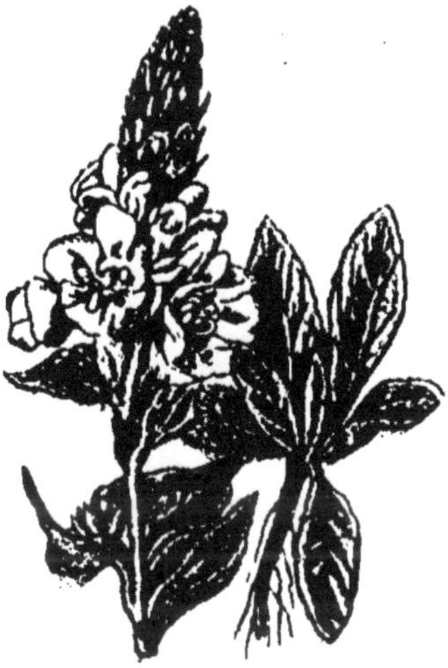

BOUILLON BLANC

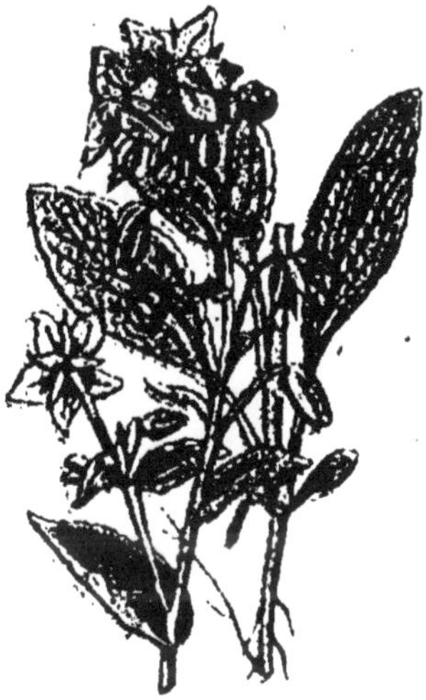

BOURRACHE

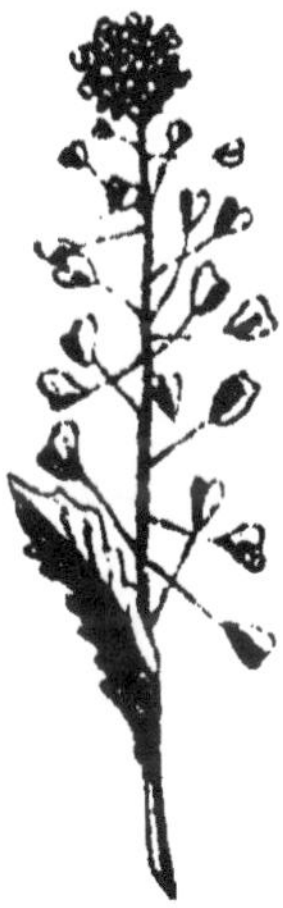

BOURSE À PASTEUR

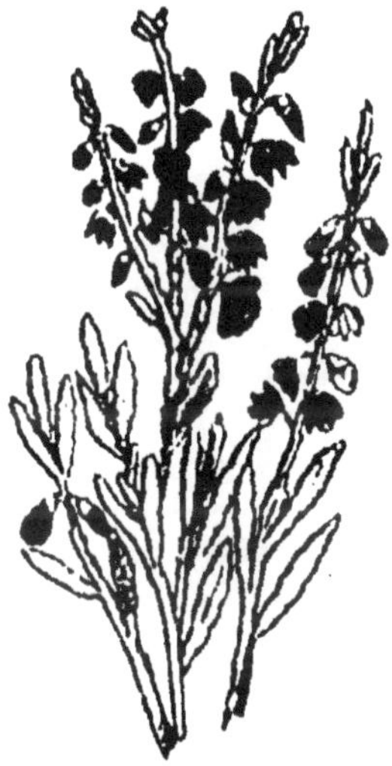

BRUYÈRE COMMUNE

Le MÉDECIN des PEUPLES (déposé).

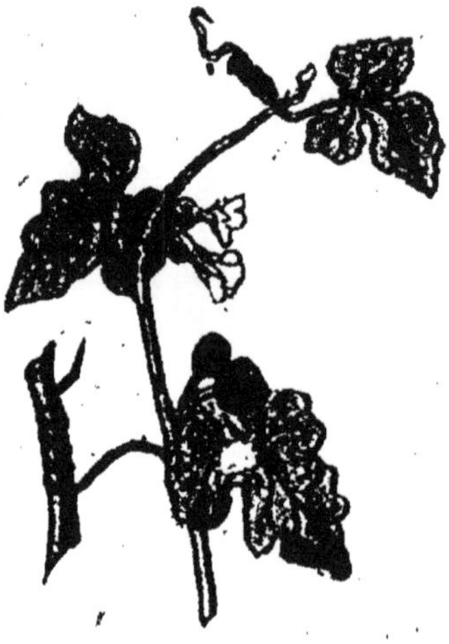

BRYONE

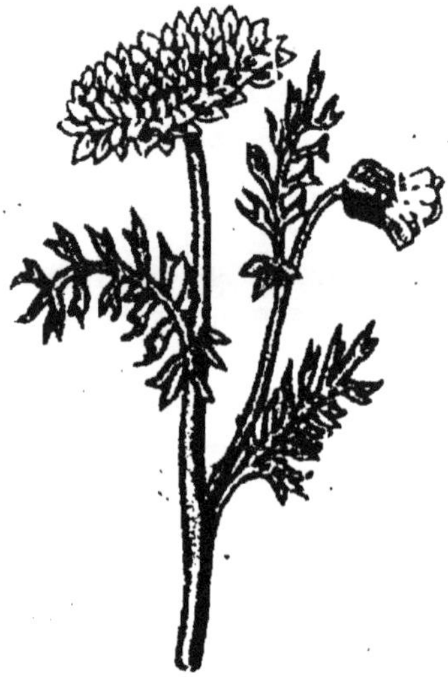

CAMOMILLE ROMAINE

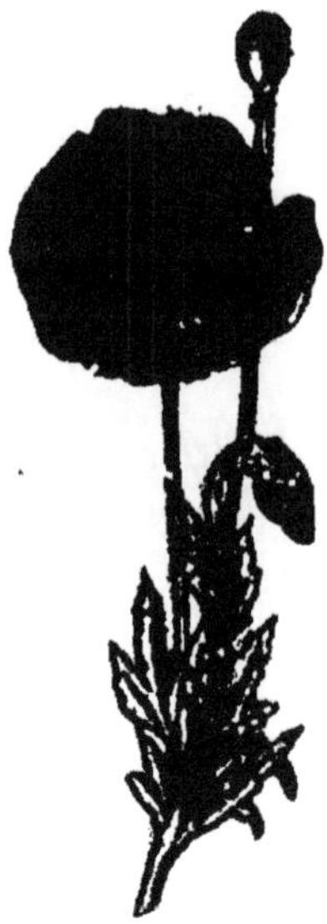

COQUELICOT

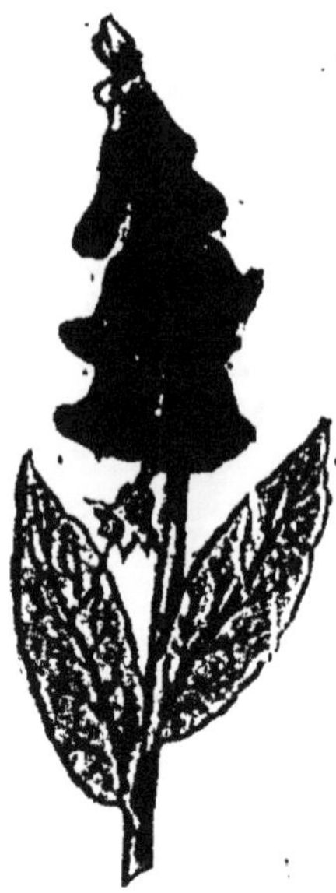

DIGITALE POURPRÉE

LE MÉDECIN DES PEUPLES (DÉPOSÉ).

Thé pectoral (Lehamau).

Feuilles	de véronique	45	grammes
id.	de lierre terrestre	45	»
id.	de tussilage	45	»
id.	de scabieuse	45	»
id.	de mélisse	8	»
id.	de sauge	8	»
id.	de serpolet	8	»
id.	de menthe	10	»

Hacher toutes ces plantes, bien les mélanger, en faire infuser 30 gr. dans un litre d'eau.

C'est une excellente préparation contre la toux et les bronchites On en boit 3 verres par jour, le matin, à midi et le soir en se couchant.

Vin de Marrube.

Marrube	60	grammes
Vin blanc léger	1000	»

On laisse macérer le tout pendant 10 jours, on filtre et on met en bouteille.

C'est une préparation excellente contre l'anémie, fortifie l'estomac et excite l'appétit.

On en boit un demi-verre une demi-heure avant le repas de midi et le repas du soir.

Remède pour arrêter les pertes blanches.

On prend un litre d'eau bouillante, dans lequel on met infuser pendant 2 heures, 60 gr. d'écorce de chêne. On filtre et on prend son injection tiède.

Liqueur de Van Swieten.

Bichlorure de mercure	1	gramme
Eau distillée	1000	»
Alcool à 36°	100	»

Cette liqueur est le meilleur remède contre la syphilis,

on en prend chaque jour une cuillerée à soupe dans un verre d'eau sucrée. Chaque cuillerée contient ainsi 15 milligr. de mercure. Les syphilitiques qui ont des plaques dans la bouche ou sur la langue, se trouveront bien de cette préparation, en se gargarisant la bouche 2 fois par jour, le soir et le matin.

Les femmes dont les pertes blanches sont abondantes, qu'aucun autre remède n'a pu arrêter, prendront chaque soir une injection d'un litre d'eau tiède dans lequel elles mettront un gramme de bichlorure de mercure.

Vin diurétique majeur.

Jalap concassé	8	grammes
Scille concassée	8	»
Nitrate de potasse	15	»
Vin blanc	1000	»

On laisse macérer le tout pendant 24 heures. On prend 6 cuillerées à soupe par jour, 2 heures avant les repas. C'est un puissant remède contre *l'hydropisie*. Toutes les personnes dont les urines sont rares, dont le ventre est ballonné, feront bien de boire ce vin.

Vin de Gentiane.

Racine de gentiane	15	grammes
Écorces d'oranges amères	10	»
Vin de Xérès	500	»

On l. sse macérer le tout pendant 5 jours, on filtre et boit un petit verre une demi-heure avant chaque repas.

C'est un excellent apéritif que nous ne saurions trop recommander à nos lecteurs.

Simple remède pour guérir les cors-aux-pieds.

On applique une gousse d'ail bien chaude et cuite sous la cendre sur le cor, en la maintenant avec une petite bande de linge. Ce remède renouvelé plusieurs fois par jour, guérit rapidement les cors.

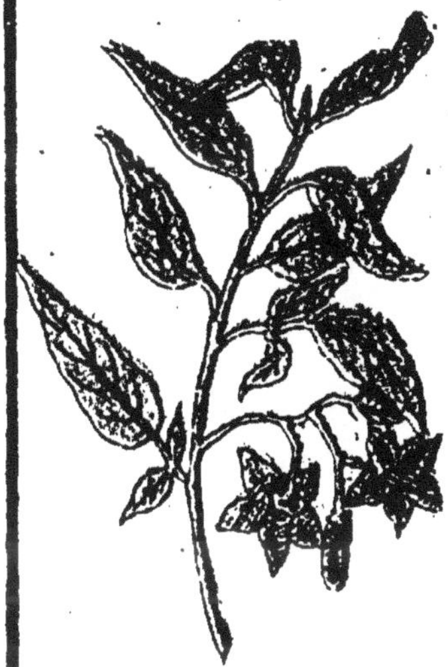

DOUCE-AMÈRE

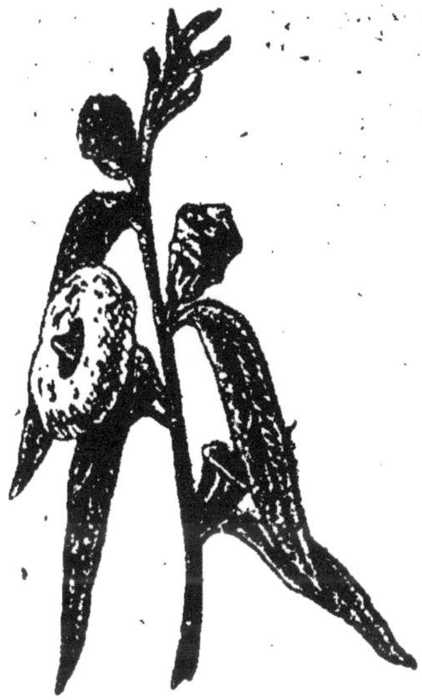

EUCALYPTUS

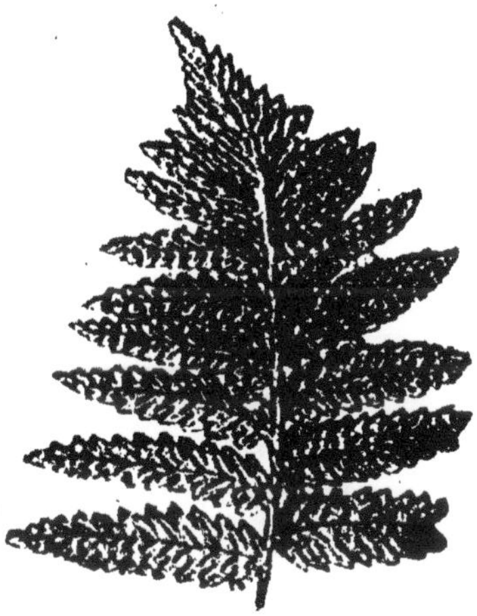

FOUGÈRE MÂLE

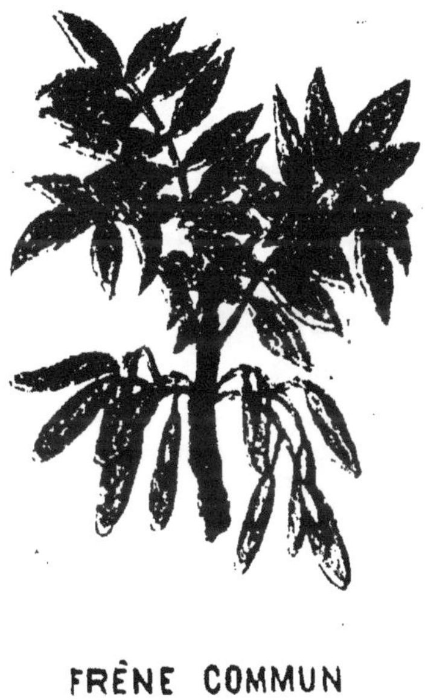

FRÊNE COMMUN

LE MÉDECIN DES PEUPLES (DÉPOSÉ).

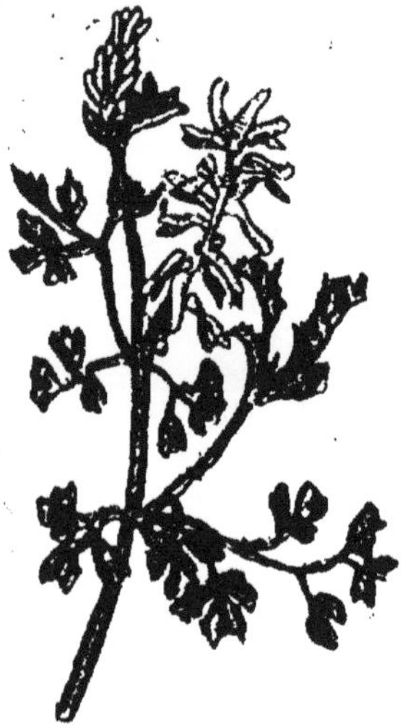

FUMETERRE

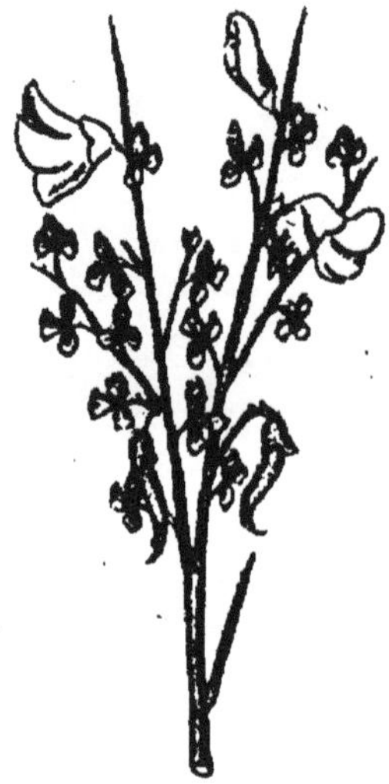

GENÊT À BALAIS

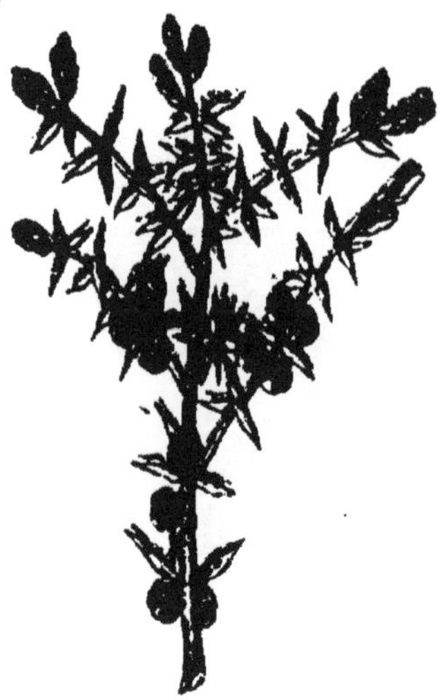

GENÈVRIER

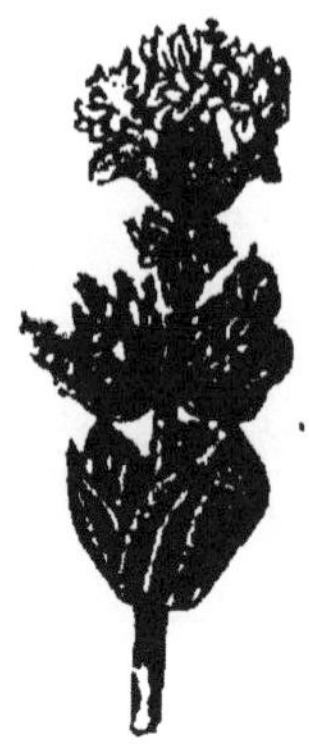

GENTIANE

LE MÉDECIN DES PEUPLES (DÉPOSÉ).

Eau blanche.

Eau ordinaire	960 grammes
Extrait de saturne	16 »
Alcool à 80°	64 »

Bien mêler le tout. Sur les entorses, les plaies, les contusions, on appliquera des compresses trempées dans l'eau blanche.

Excellent remède contre les coliques.

Appliquer sur le ventre du malade un cataplasme de feuilles de bouillon-blanc, cuites dans du lait. Ce cataplasme doit être aussi chaud que possible. Il rendra de grands services aux femmes aux moments de leurs règles.

Moyen de faire prendre immédiatement les sangsues.

A l'endroit où l'on veut appliquer les sangsues, on place un petit sinapisme qu'on laisse en contact avec la peau pendant 10 minutes. On lave ensuite la place à l'eau tiède, puis on pose les sangsues, qui prennent ainsi très-rapidement.

Simple remède pour arrêter les règles trop abondantes.

Eau froide	120 grammes
Vinaigre	20 »

On administre cette préparation en lavement; plusieurs fois répétée, elle donne de très-bons résultats. Mais la meilleure méthode est encore de rester couchée les 3 premiers jours des règles.

Quelques Notions de Médecine usuelle.

Absorbants. — On les utilise à l'intérieur, comme à l'extérieur, soit pour absorber les liquides, dans la dilatation de l'estomac par exemple, soit pour sécher les plaies. Le meilleur absorbant pour l'intérieur (crainpes d'estomac, dilatation de l'estomac, gaz intestinaux) est le charbon de bois blanc réduit en poudre On en prend une cuillerée à soupe à midi et le soir avant le repas.

A l'extérieur pour sécher toutes les plaies on se servira de la *poudre cicatrisante du Dr Davis.*

Dans les hémorrhagies on emploie : l'éponge, l'amadou, la toile d'araignée, la charpie, etc.

Amers. — On donne ce nom aux végétaux toniques, dépuratifs et apéritifs, tels que le houblon, la gentiane, le quassia amara, etc. Se défier de toutes les boissons vendues sous le nom d'apéritifs. Aux personnes manquant d'appétit nous recommandons *l'apéritif végétal du Dr Davis*, (2f 50 — 187, Rue du Temple, à Paris), exclusivement composé de plantes.

Antilaiteux. — Produits destinés à arrêter la production du lait. A recommander à toutes les mères qui cessent de donner le sein à leur enfant Les plantes antilaiteuses sont : le cerfeuil, la menthe, la racine de fraisier, le persil, le mille-pertuis et la pervenche que l'on emploie soit en tisane, soit sous forme de cataplasmes appliqués sur les seins. On doit seconder leur action par des purgations souvent répétées.

Antiseptiques. — On donne ce nom à toutes les substances qui arrêtent ou qui s'opposent à la décomposition des matières organiques. Les principaux antiseptiques sont : l'alcool, l'acide phénique, l'acide salycilique et surtout le bichlorure de mercure ou sublimé à la dose de 0g25 pour un litre d'eau.

Antispasmodiques. — Produits ou plantes employés contre les spasmes, les convulsions et toutes les affections nerveuses. Plantes antispasmodiques : la camomille, le tilleul, la valériane, la mélisse, la menthe poivrée. A tous les gens nerveux nous recommandons les *pilules calmantes du Dr Davis.* (2f 50 la boite, 187, Rue du Temple, à Paris.

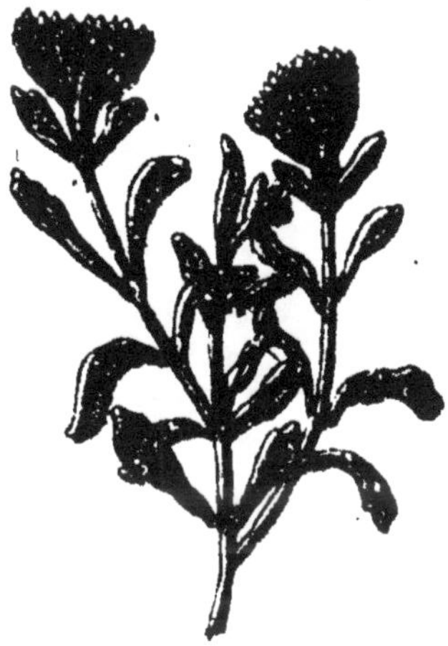

GLOBULAIRE

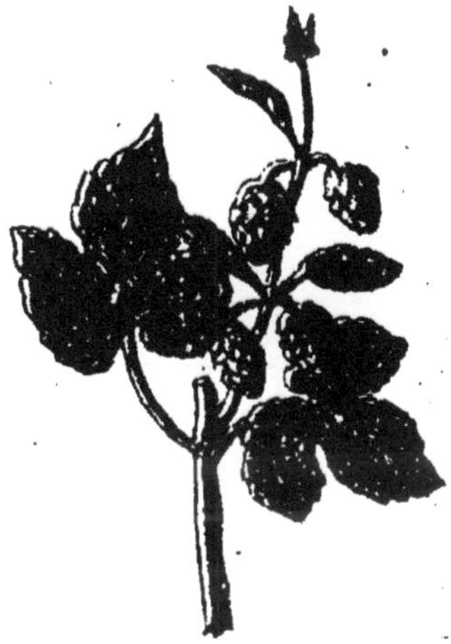

HOUBLON

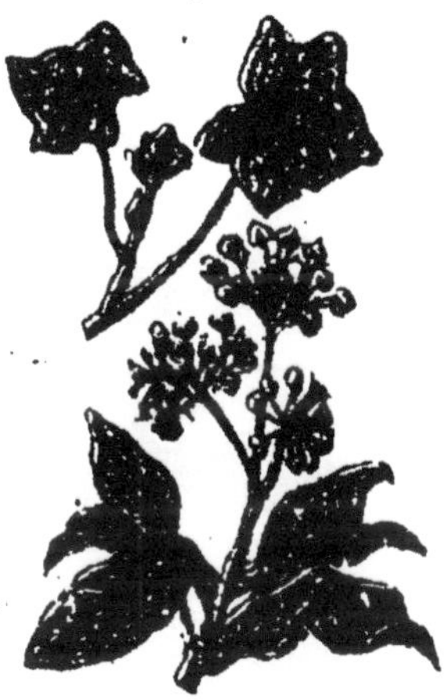

LIERRE GRIMPANT

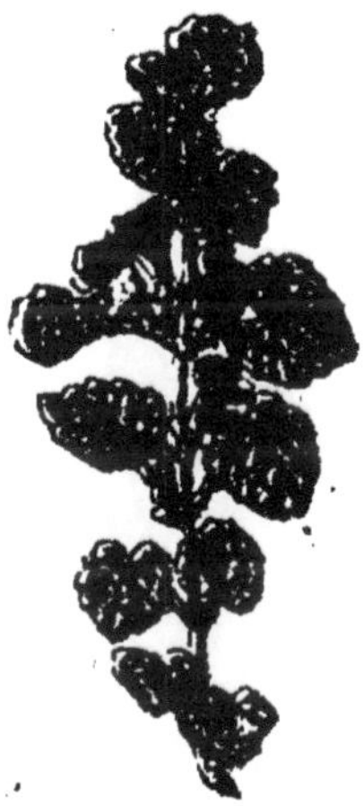

LIERRE TERRESTRE

XVII.

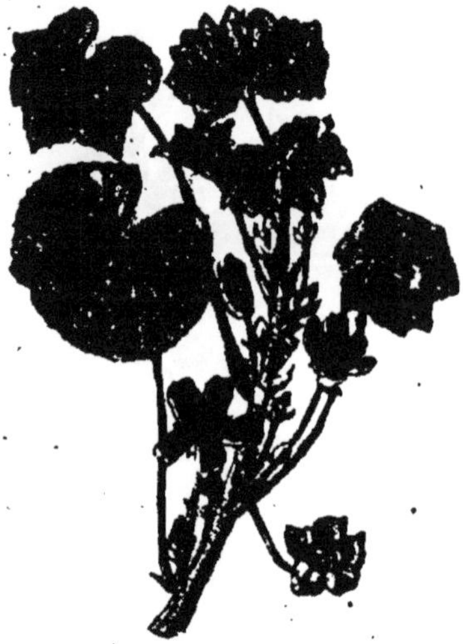

MAUVE

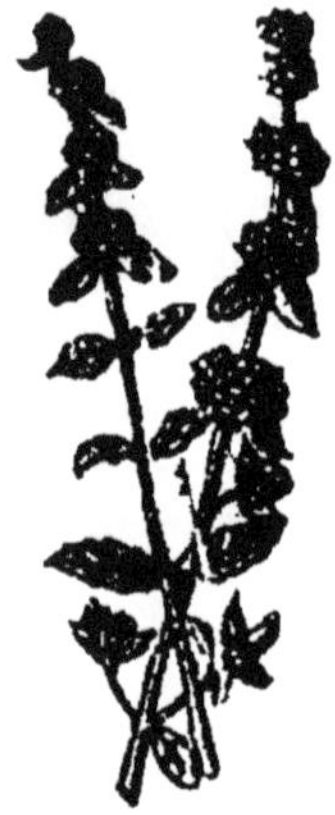

MARRUBE

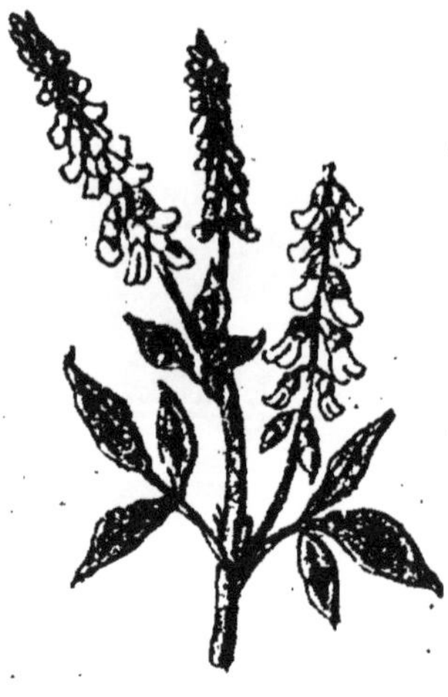

MÉLILOT DES CHAMPS

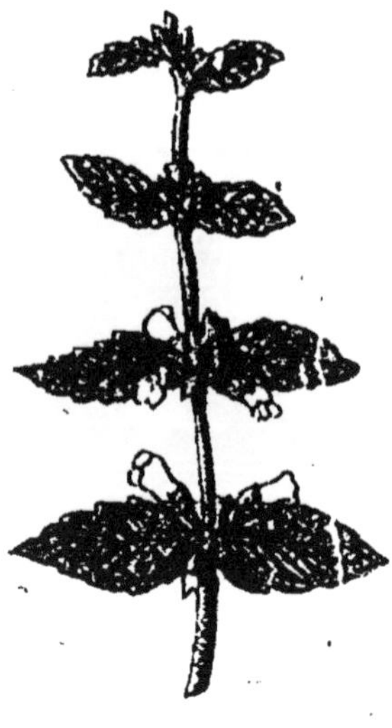

MÉLISSE

Apéritifs. — Substances ou plantes qui ont la propriété de faire naitre, d'ouvrir, d'augmenter l'appétit. L'ache, le cresson, le persil, l'asperge, l'absinthe, le poireau, la rhubarbe, la gentiane, le quassia amara, sont des plantes apéritives.

Astringents. — Les astringents sont tous les produits ou plantes qui ont la propriété de resserrer les tissus et de faciliter la cicatrisation des plaies, ils sont utilisés dans les hémorrhagies, les dyssenteries, les coupures, les diarrhées, les pertes blanches, etc.

Les astringents végétaux sont : le tannin, l'écorce de chêne, le quinquina, le ratanhia, l'ergot de seigle, les feuilles de rose, le coing, le noyer, la bourse à pasteur, les orties, les feuilles de vigne, l'aubépine.

Les astringents minéraux sont l'alun, le sulfate de zinc, le perchlorure de fer.

Bains. — Le bain est l'immersion totale ou partielle du corps dans un liquide de composition et de température variables.

De 10° à 20° le bain est *froid* ; de 20° à 28°, *frais* ; de 28° à 35°, *tiède* ; de 35° à 40°, *chaud* ; de 40° à 45°, *très-chaud*.

Bains froids de 10° à 20°. — Ils conviennent aux sujets mous et lymphatiques, dans le rachitisme, la scrofule, les pertes blanches opiniâtres, l'incontinence d'urine, souvent employés aussi pour faciliter l'apparition des règles chez les jeunes filles anémiques sous forme de douches. Ils sont employés avec succès dans toutes les maladies nerveuses.

Le bain froid est employé avec succès dans le traitement de la fièvre typhoïde.

Le bain froid est tonique, stimulant et calmant tout à la fois.

Bains frais de 20° à 28° sont les bains que l'on prend en été dans la mer ou dans les rivières.

On ne doit jamais rester plus de 40 minutes dans un bain de rivière et même 20 minutes suffisent pour les personnes faibles.

Il ne faut pas entrer dans l'eau quand on est en sueur : on doit s'y plonger la tête la première, afin d'éviter les maux de tête qui arrivent très-souvent quand on s'y plonge les pieds les premiers et graduellement.

Aussitôt sorti du bain il faut s'essuyer fortement, se rhabiller aussi vite que possible et prendre un peu d'exercice. Le bain frais est très-hygiénique.

Bains chauds de 35° à 40° : ils sont prescrits pour déterminer une forte excitation à la peau, dans le rhumatisme chronique, les entérites, le choléra, les fièvres éruptives.

Bains de mer. — Ils doivent se prendre du 10 Juin au 15 Septembre, les heures les plus efficaces sont de 7h à 9h du matin, ou de 5h à 7h du soir. Il ne faut pas y rester plus d'une demi heure.

Les bains de mer sont *toniques et fortifiants.* Pour ceux qui ne peuvent aller à la mer, voici un moyen de prendre chez soi un excellent bain de mer.

On met dans une baignoire ordinaire 2 kilogr. de sel gris commun et une forte décoction de feuilles de noyer, bouillie préalablement à part et jetée dans le bain.

Bain sulfureux ou de barège. — Dans une baignoire en bois, on ajoute à un bain ordinaire 125 gr. de sulfure de potasse.

Ce bain est excellent contre les maladies de peau et les douleurs rhumatismales.

Bain de son. — Ce bain est *émollient* et *rafraîchissant* On le prépare en faisant bouillir 10 litres de son dans 20 litres d'eau, on passe le tout à travers un linge et on ajoute l'eau nécessaire à un bain ordinaire.

Bain d'amidon. — Ce bain est très-employé dans les maladies de peau ainsi que par les dames dont il rend la peau plus douce.

On le prépare en mettant 500 grammes d'amidon dans un bain ordinaire.

Bain aromatique. — Ce bain est fort utile dans la *faiblesse de constitution*, les *scrofules*, l'*anémie*, les *rhumatismes*. On le prépare en mettant dans un bain ordinaire l'infusion suivante :

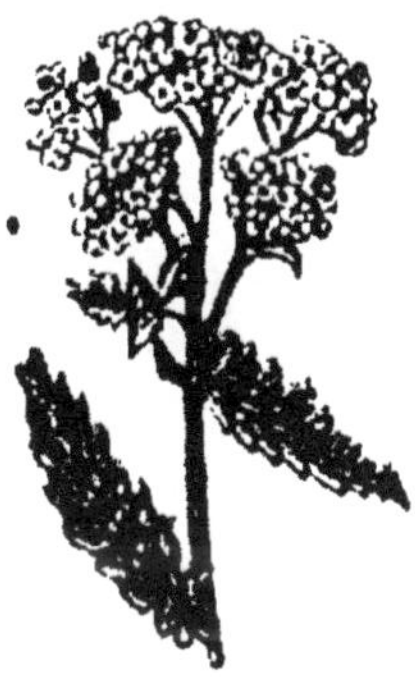

MILLEFEUILLES

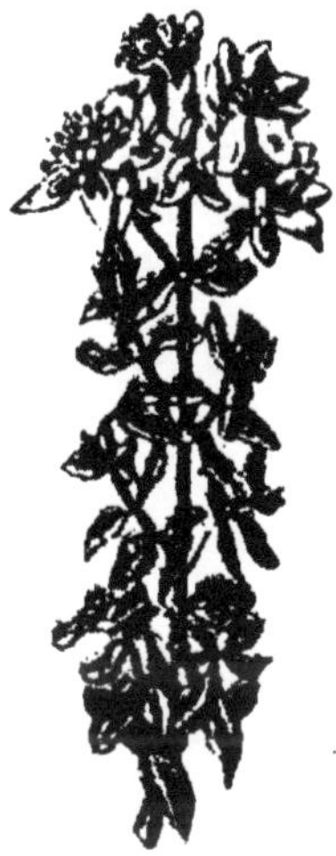

MILLEPERTUIS

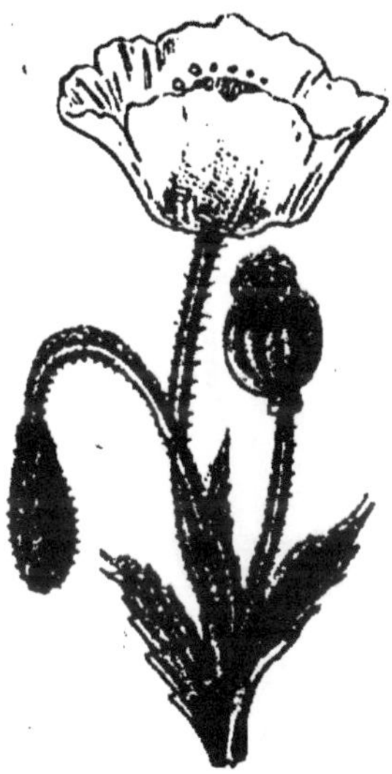

PAVOT BLANC

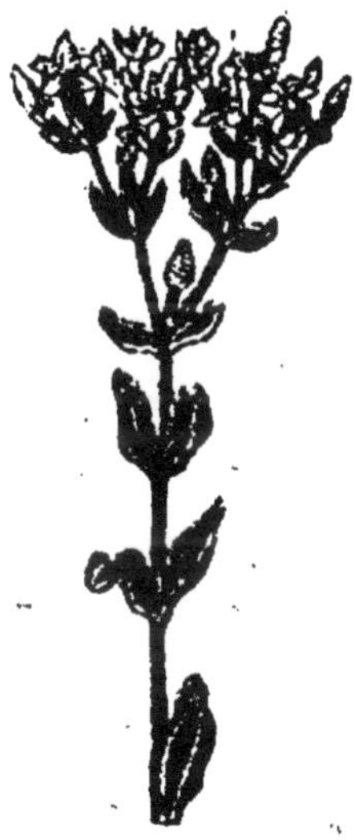

PETITE CENTAURÉE

LE MÉDECIN DES PEUPLES (DÉPOSÉ).

XXI.

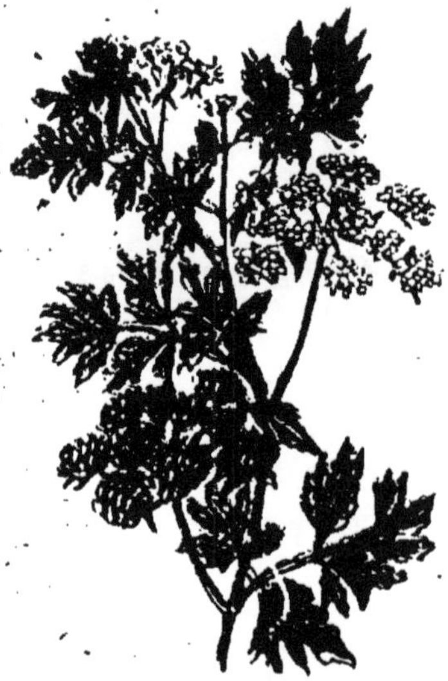

PETITE CIGÜE

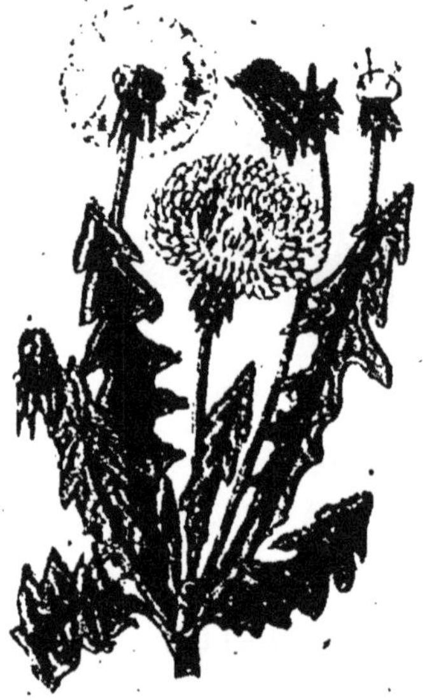

PISSENLIT

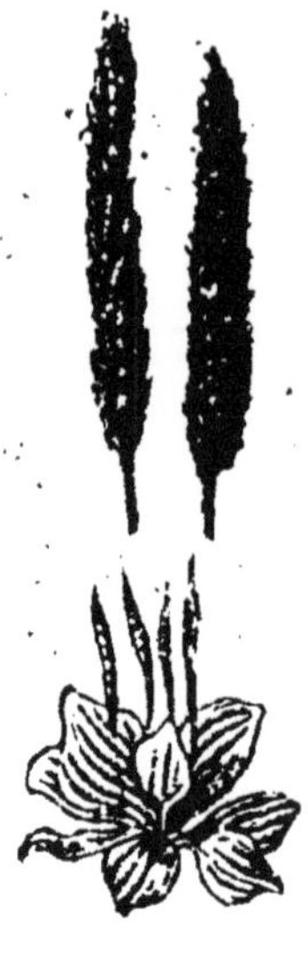

GRAND PLANTAIN

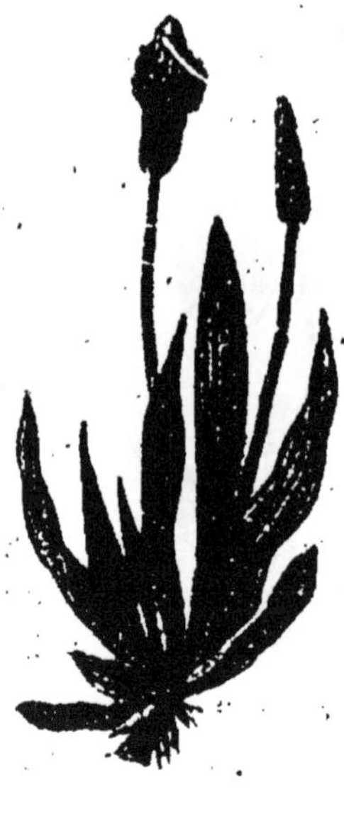

PLANTAIN LANCÉOLÉ

Le MÉDECIN des PEUPLES (DÉPOSÉ).

Eau	5 litres
Espèces aromatiques en parties égales	1 kilog.

Les espèces aromatiques sont : feuilles de sauge, de thym, de serpolet, d'hysope, d'absinthe, de menthe

Bain de siège. — Se prend froid ou chaud suivant les tempéraments. Fort utile pour le traitement des hémorrhoïdes, l'incontinence d'urine, les pertes blanches et en général pour toutes les inflammations des parties génitales.

Bain de pieds sinapisé. — On met 125 gr. de farine de moutarde non *éventée*, dans un seau d'eau.

Ce bain se prend pour faire descendre le sang quand il se porte avec abondance à la tête.

On peut remplacer la farine de moutarde par du sel, du vinaigre, des cendres de bois.

Bain de vapeur. — Un bon moyen pour produire un bain de vapeur dans un lit, c'est d'y mettre plusieurs briques bien chaudes entourées de linges mouillés. Ils ne tardent pas à dégager une très-grande vapeur que l'on maintient dans le lit en fermant hermétiquement les couvertures.

Bain-marie. — Il se compose d'un vase plein d'eau que l'on place sur le feu, dans ce vase entre un autre vase plongeant dans l'eau et dans lequel on place la matière à fondre, à chauffer ou à cuire.

Carminatifs. — On donne ce nom à des médicaments qui ont la propriété d'expulser les vents qui se forment dans les intestins.

La camomille, la menthe, la mélisse, les semences d'anis, de fenouil, de carotte, de persil, l'angelique, la bétoine sont des carminatifs. Les liqueurs faites avec ces plantes sont également carminatives.

Cataplasmes. — Sous le nom de cataplasmes on désigne des préparations de la consistance d'une bouillie épaisse, ayant l'eau ou le lait pour excipient et pour base de la farine, des poudres. Mais c'est généralement la farine de lin qui est la plus employée.

Le cataplasme doit être appliqué chaud, mais à une température telle que l'on puisse maintenir le revers de la main dessus sans se brûler.

Un cataplasme ne doit être ni trop épais, ni trop clair : il ne doit être ni trop gros, ni trop lourd, ne pas dépasser la partie malade, et être mis entre deux linges fins.

Quand on renouvelle un cataplasme, il faut d'abord préparer le nouveau puis on enlève rapidement l'ancien que l'on remplace immédiatement par l'autre, pour ne pas laisser refroidir la place.

L'oignon cuit forme un excellent cataplasme pour faire mûrir les abcès et les clous.

Collyres. — Médicaments destinés à combattre les maladies des yeux.

Laissant à côté tous les collyres à base de produits chimiques, nous ne désignerons ici que les plantes dont le suc est utile dans ces maladies : le cerfeuil, la chélidoine, le framboisier, le plantain, le rosier, le persil, la mauve, le lin, le mélilot, etc.

Cordiaux. — Nom donné à des médicaments qui ont la propriété d'augmenter rapidement la chaleur générale des corps et de stimuler l'estomac et le cœur. Le vin, l'alcool, l'éther, la menthe, la cannelle, etc., sont des cordiaux.

Décoction. — La décoction est l'opération qui consiste à faire bouillir les produits destinés à une tisane.

Les semences, les bois, les racines, s'emploient ordinairement en décoction.

Retenez bien ce mot de décoction, car il est souvent employé dans notre livre, avec celui : d'infusion et de macération.

Dentifrice. — Produit employé pour la propreté, la conservation des dents et l'hygiène de la bouche. Nombreux sont les dentifrices, nous recommandons tout spécialement la *Dentine* du Dr Davis 187, Rue du Temple, à Paris.

Dépuratifs. — Les dépuratifs sont des produits qui chassent du sang les impuretés qui s'y sont amassées par suite de maladie ou d'inflammation. Au printemps et à l'automne, pour bien se porter on fera bien de prendre un bon dépuratif végétal autant que possible. Nous recommandons à nos lecteurs soit l'*Elixir aux cent plantes du Dr Davis*, soit le *Dépuratif végétal du Dr Davis*.

XXIV.

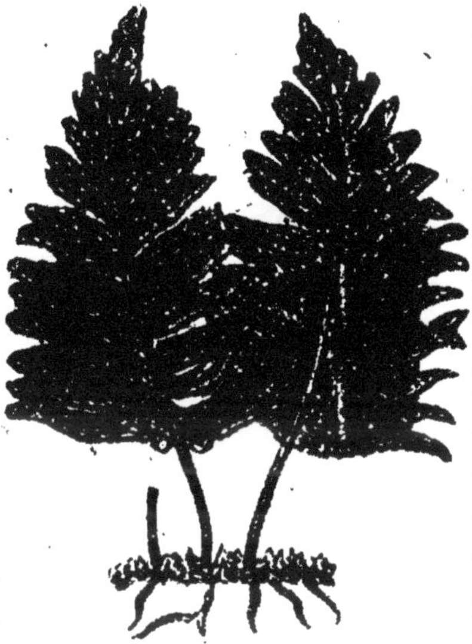

POLYPODE

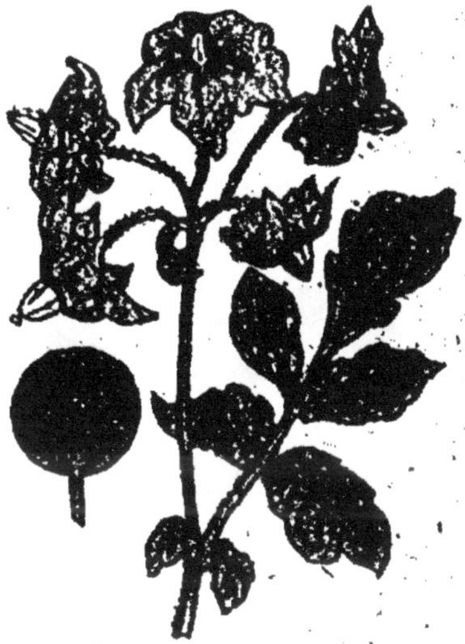

POMME DE TERRE

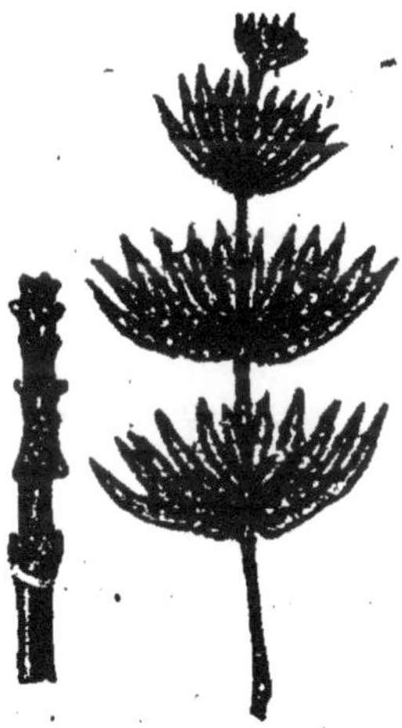

PRÊLE DES CHAMPS

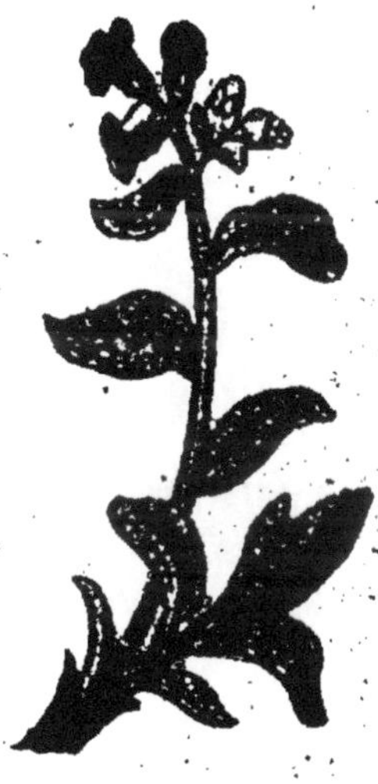

PULMONAIRE

LE MÉDECIN DES PEUPLES (DÉPOSÉ).

XXV.

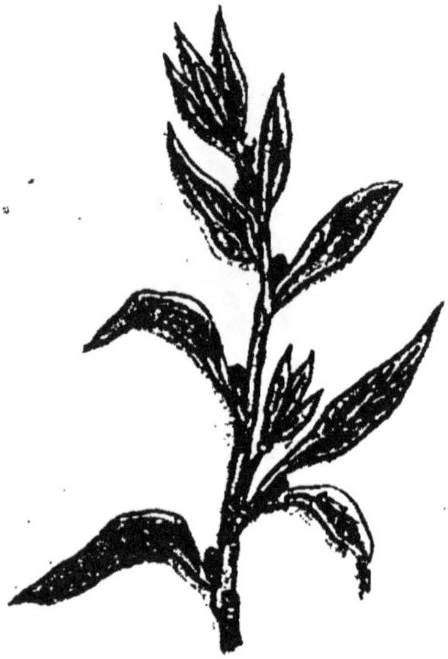

RENOUÉE DES OISEAUX

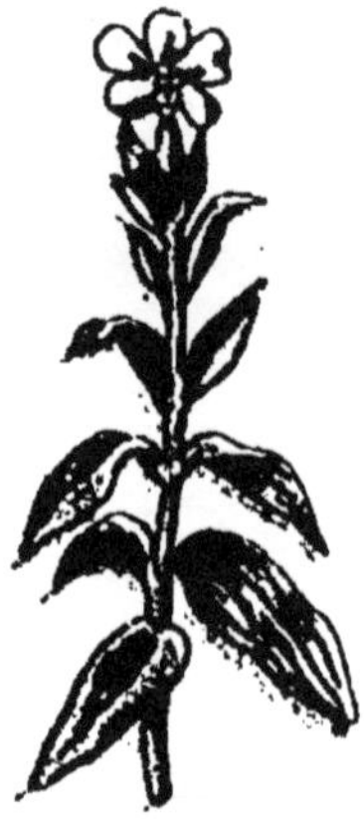

SAPONAIRE

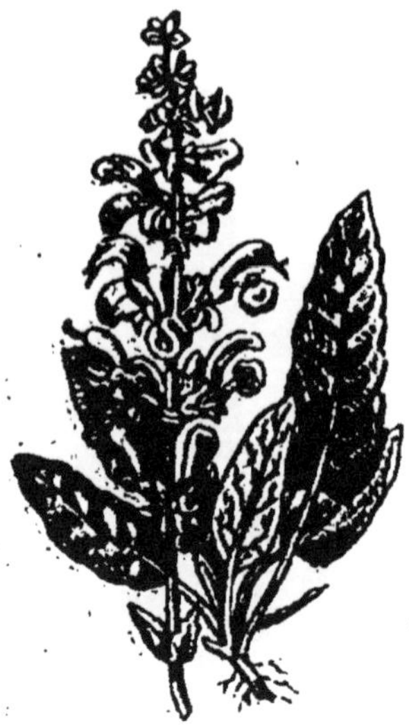

SAUGE DES PRÉS

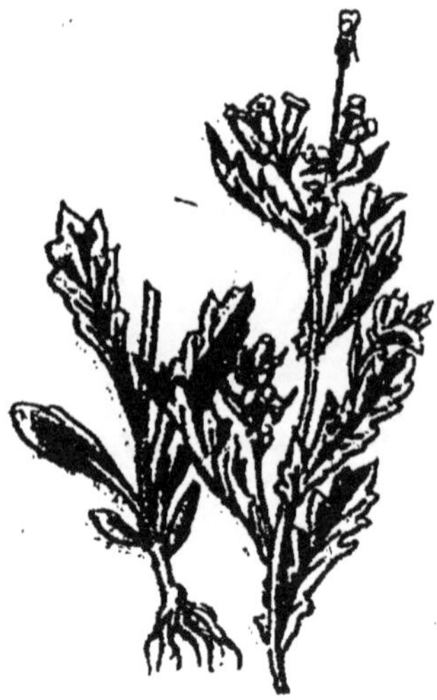

SÉNEÇON VULGAIRE

LE MÉDECIN DES PEUPLES (DÉPOSÉ).

Les principales plantes dépuratives sont : la bardane, la chicorée, le cresson, la douce-amère, le fumeterre, le noyer, la salsepareille, la pensée sauvage, l'ortie, le houblon, la saponaire etc.

Détersifs. — Ce mot est donné aux produits qui nettoyant les plaies et les ulcères, hâtent ainsi la cicatrisation. La verveine, les feuilles de bouleau, le chèvrefeuille, l'aigremoine, sont des détersifs.

Digestifs. — Ce nom est donné aux divers agents qui sont aptes à favoriser la digestion. Toutes les plantes aromatiques sont des digestifs. A tous ceux qui souffrent de mauvaise digestion, nous recommandons le *Thé des Templiers du Dr Davis,* exclusivement composé de plantes aromatiques.

Diurétiques. — Substances qui ont la propriété d'augmenter la sécrétion de l'urine.

Le lait est diurétique.

Comme plantes diurétiques, nous citerons : la digitale, la scille, la colchique, la térébenthine, le genièvre, la bourrache, le genêt, le poireau, la reine des prés, le chiendent, le sureau, la réglisse, les queues de cerises le fenouil, les orties etc.

Emménagogues. — Médicaments qui ont la propriété de ramener les règles supprimées, tardives ou laborieuses. Les principales plantes emménagogues sont : l'absinthe, l'armoise, la rue, la sabine et surtout l'apiol retiré du persil.

Emollients. — Nom donné aux substances qui ont la propriété de relâcher, d'assouplir et d'amollir les tissus des organes avec lesquels on les met en contact. Les cataplasmes sont des émollients pour l'extérieur. Les tisanes et les lavements sont des émollients intérieurs.

Expectorants. — Médicaments qui jouissent de la propriété d'augmenter la sécrétion des mucosités bronchiques et d'en faciliter l'expulsion.

Les plantes expectorantes sont : le bouillon blanc, l'hysope, le lierre terrestre, les violettes, les capillaires etc ; à citer le *Mélange Pulmonaire du Dr Davis.*

Fébrifuges. — Médicaments destinés à combattre les accès de fièvre et à en empêcher le retour. Les principales plantes fébrifuges sont : le quinquina, le saule blanc, la camomille, la chicorée, le lichen, la petite centaurée, la gentiane etc.

Fondants. — Produits destinés à faire dissoudre les engorgements, les glandes, les tumeurs. L'huile de foie de morue, l'iode et surtout la *pommade dissolvante du Dr Davis*, (2f50 — 187, Rue du Temple, à Paris), sont les fondants fort estimés.

L'ache, l'asperge et la bryone sont des plantes fondantes fort usitées.

Gargarisme. — On désigne sous ce nom des médicaments destinés à combattre les maladies de la bouche, de la gorge et du pharynx. Les gargarismes au sel de cuisine ou au jus de citron sont excellents pour toutes les affections inflammatoires de la bouche.

Hydrothérapie. — Traitement des maladies qui repose sur l'usage de l'eau, employée sous toutes ses formes et à des températures diverses. Traitement utile dans l'hystérie, la goutte, l'obésité, l'anémie, la faiblesse, les congestions chroniques etc.

L'eau servant *aux douches, affusions* etc, doit avoir de 10 à 12 degrés. La durée de la douche au début sera de quelques secondes, mais ne dépassera jamais 2 minutes. La douche terminée, on frictionne le malade et il fait des exercices pendant quelques minutes pour amener la réaction.

Un bon moyen, bien simple, consiste seulement à tremper un drap dans l'eau et à en entourer vivement le malade.

On peut aussi tremper une éponge dans l'eau et la promener sur tout le corps, en particulier le long de la colonne vertébrale.

L'hydrothérapie faite régulièrement, prévient les rhumes, les névralgies et les maladies de poitrine.

Infusion. — Par infusion, on entend une opération qui a pour but de verser et de laisser refroidir un liquide bouillant sur une substance dont on veut extraire les principes médicamenteux (c'est le contraire de la décoction). Les feuilles, les fleurs et les tiges tendres de plantes doivent toujours être infusées.

XXVIII.

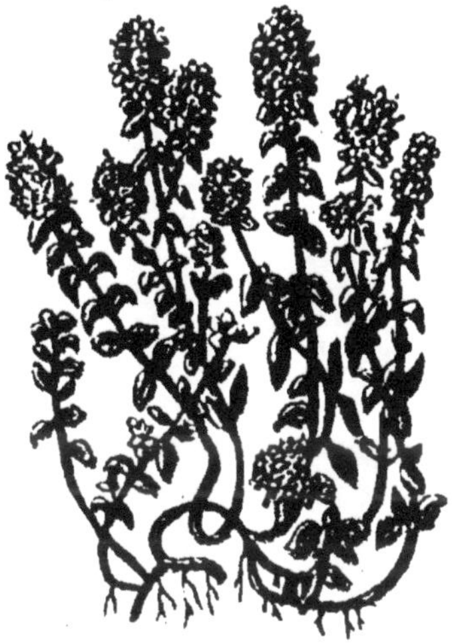

SERPOLET

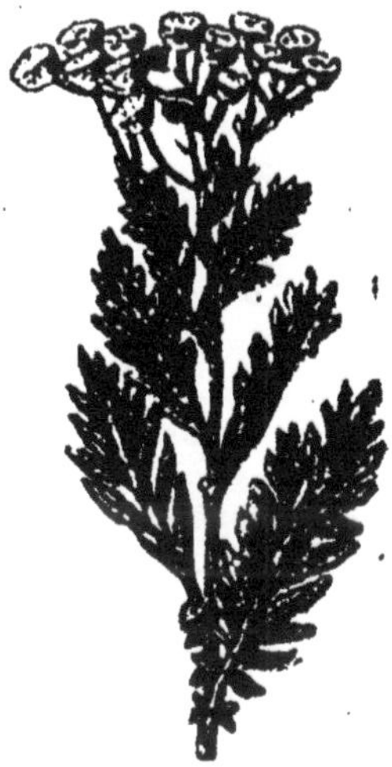

TANAISIE

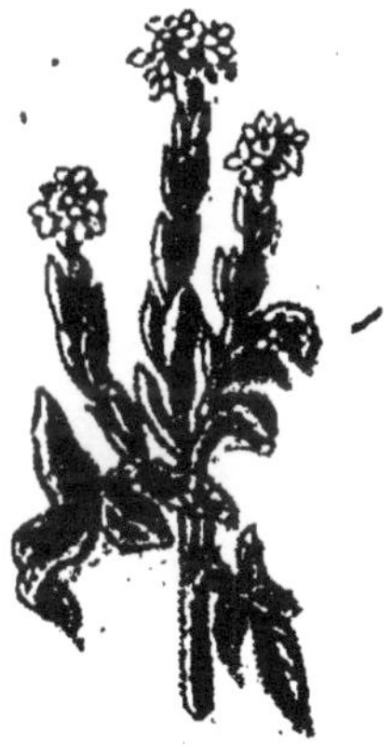

VÉLAR

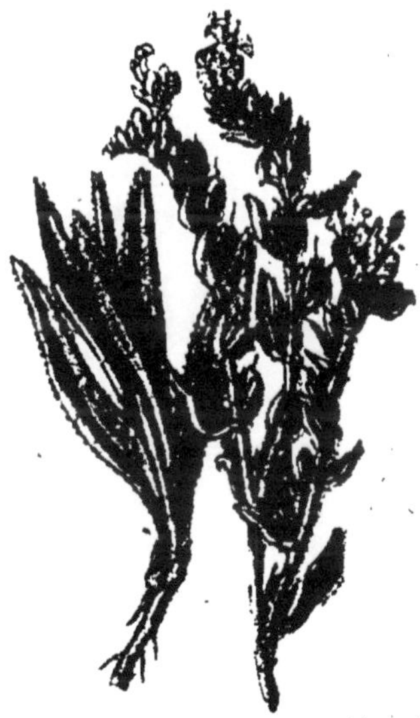

VIPÉRINE

LE MÉDECIN DES PEUPLES (DEPOSÉ).

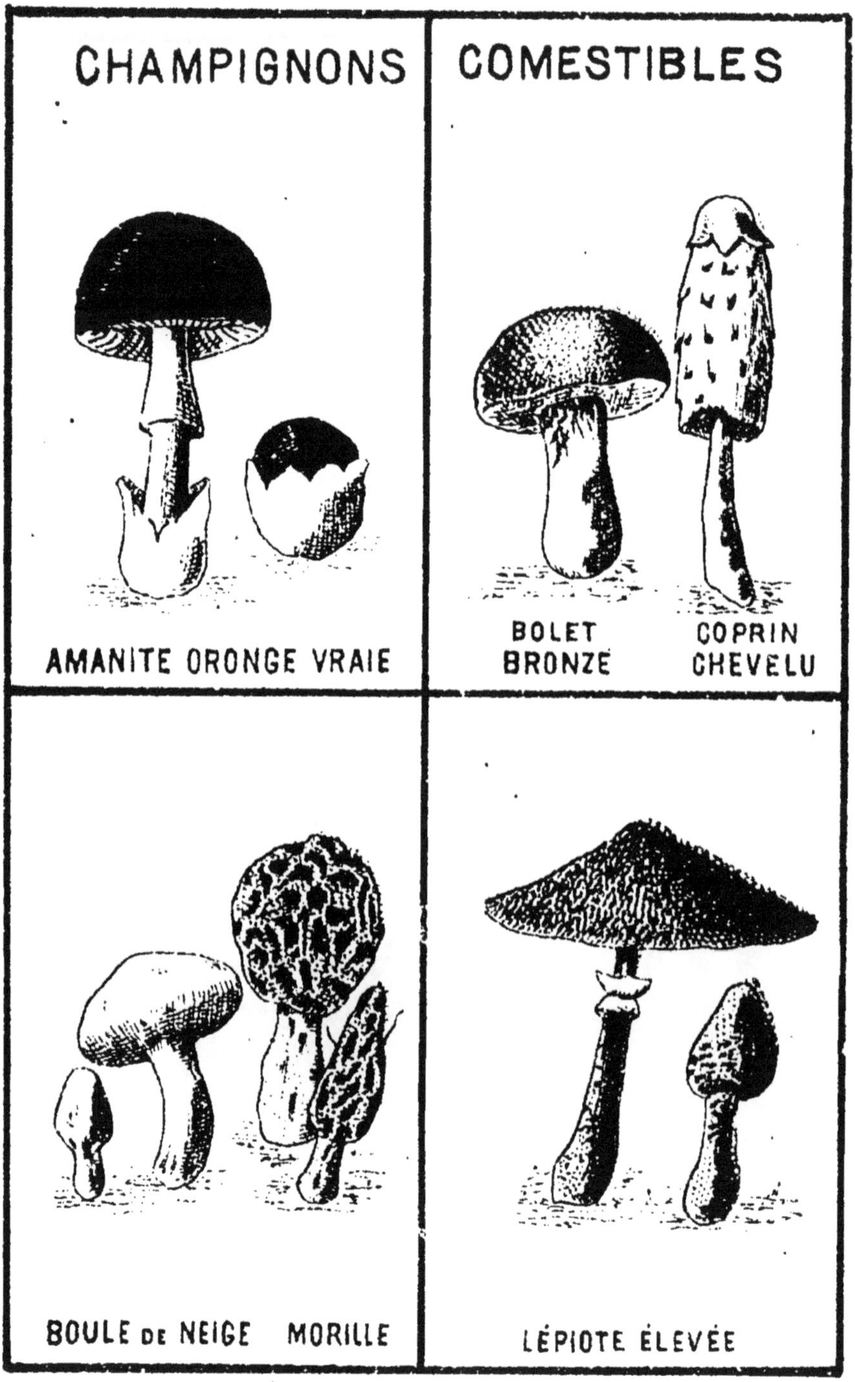

LE MÉDECIN DES PEUPLES (DÉPOSÉ).

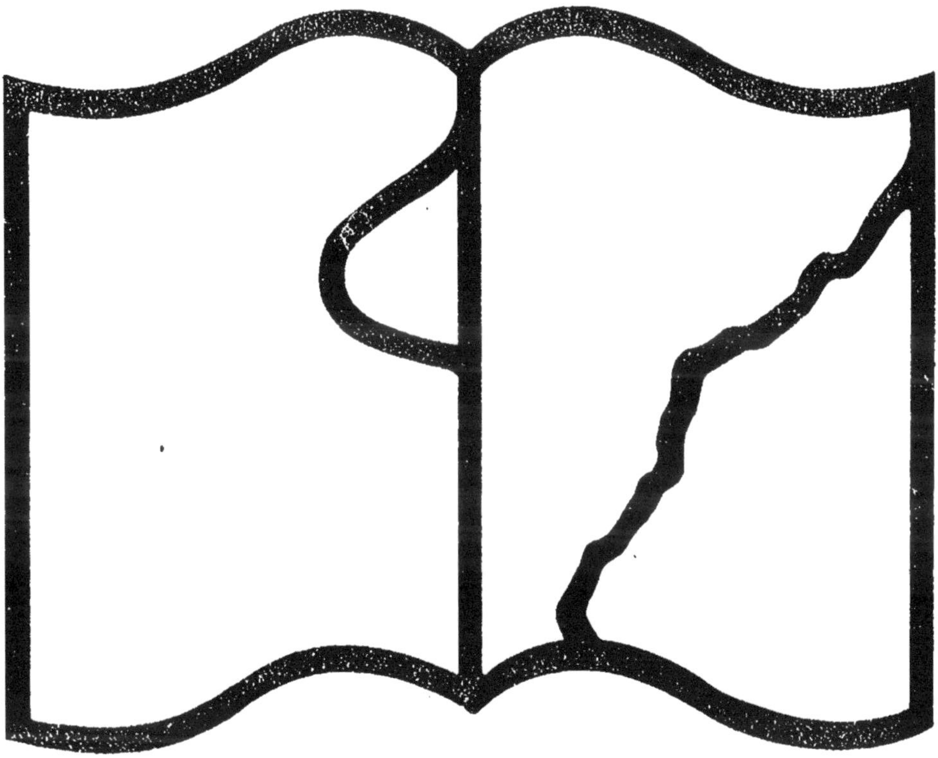

Texte détérioré — reliure défectueuse

NF Z 43-120-11

Jus d'herbes. — Ces préparations sont surtout utiles au printemps, car elles exercent une action stimulante et dépurative sur le sang. Plus les plantes sont jeunes et plus grande est la quantité de jus que l'on peut en extraire.

On met les plantes dans quelque récipient de porcelaine épaisse, on les pile avec force, on exprime à travers un linge et on obtient ainsi le jus d'herbes.

On doit en prendre un verre par jour et cela pendant 15 jours.

La préparation ne se conservant pas, il faudra chaque jour fabriquer son verre de jus d'herbes.

Voici quelques formules, de jus d'herbes.

Jus d'herbes amer et apéritif.

Angélique (tiges vertes)	1 poignée
Fumeterre	3 poignées
Pensée sauvage	3 »
Chicorée	3 »
Pissenlit	3 »

utile dans les affections biliaires.

Jus d'herbes amer et tonique

Menthe poivrée	1 poignée
Véronique	3 poignées
Petite centaurée	3 »
Houblon (tiges vertes)	3 »

préparation utile pour réveiller l'appétit et donner de la force à tous les affaiblis.

Jus d'herbes apéritif, rafraîchissant.

Pourpier
Laitue
Oseille
Pissenlit
Houblon
} de chaque deux poignées

préparation utile à prendre au printemps et à l'automne.

Lavements. — Produits liquides introduits par le rectum, soit pour faciliter la sortie des matières en cas de constipation, soit pour traiter certaines maladies.

Le malade qui va prendre un lavement doit être couché sur le côté droit, jamais sur le côté gauche, le bassin plus élevé que le tronc et le corps légèrenent courbé en arc pour que les muscles du ventre soient dans le relâchement.

Recommandons aussi à nos lecteurs de ne pas abuser des lavements qui pris trop souvent finissent par augmenter la constipation.

Le lavement d'eau froide (500 gr.) est utile contre la constipation et les vertiges.

Les lavements de sel, de vinaigre, de sucre (1 cuillerée soupe dans un verre d'eau) sont utiles contre les *oxyures*, petits vers blancs, gros comme un fil et d'un centimètre de long.

Le lavement au laudanum. — 15 gouttes de laudanum, dans un grand verre d'eau, est employé contre les diarrhées et les coliques.

Le lavement laxatif contre la constipation.

Décoction de guimauves	300	grammes
Miel	50	»
Huile de ricin	30	»

ou plus simplement :

Eau tiède	3/4 de litre
Glycérine	6 cuillerées à soupe

Le lavement purgatif pour ceux qui n'aiment pas aler une purge par la bouche :

Feuilles de séné	15	grammes
Sulfate de soude	15	»
Eau bouillante	500	»

sez refroidir pour l'usage.

Le lavement nutritif pour les malades dont l'estoac ne peut rien supporter.

Après avoir débarrassé l'intestin du malade par un vement laxatif à la glycérine ; on attend une demiure après l'évacuation des matières et on donne ensuite petit lavement que le malade gardera :

1 verre de lait
1 jaune d'œuf
1 cuillerée de cognac
du jus de viande.

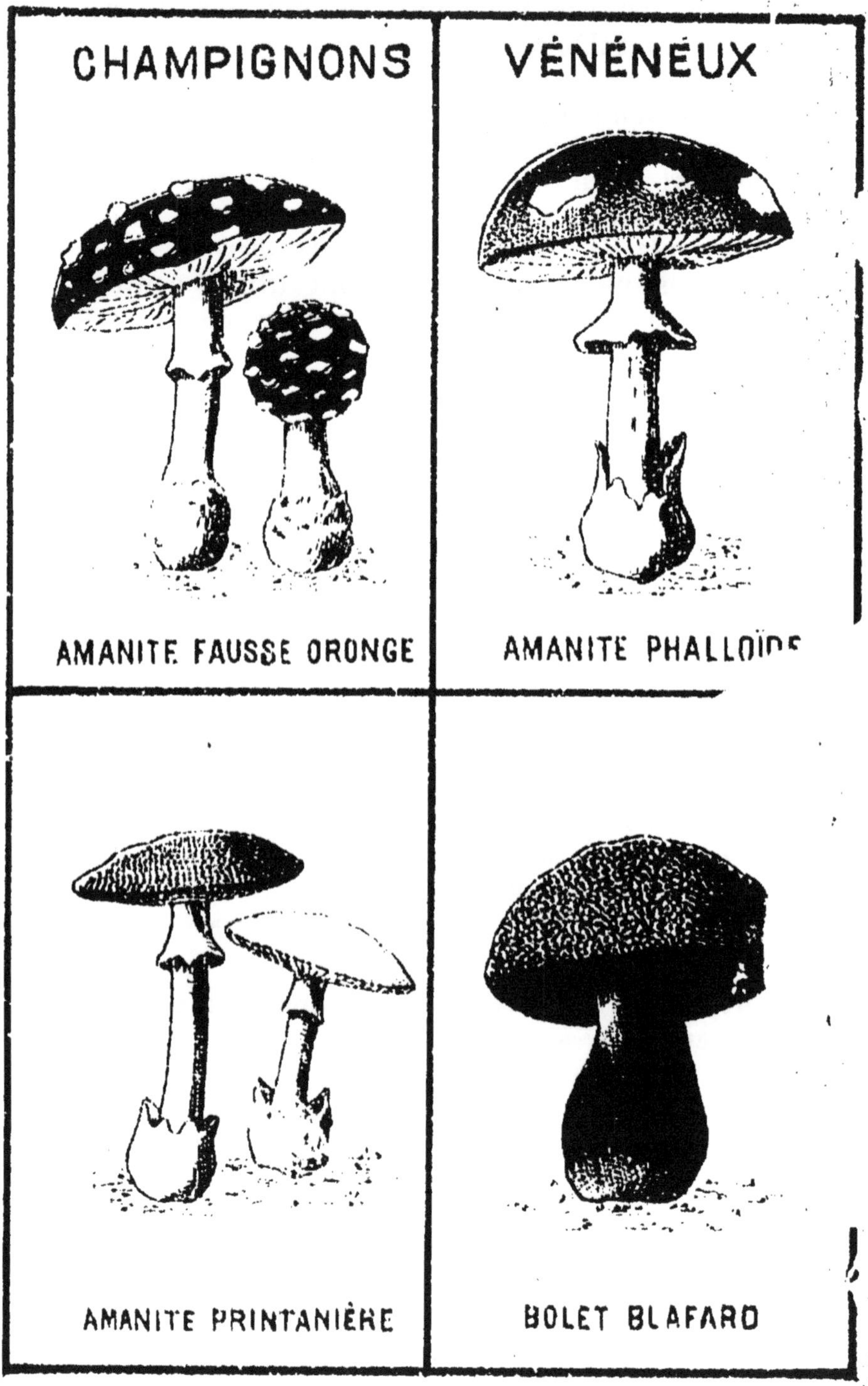

LE MÉDECIN DES PEUPLES (DÉPOSÉ).

DU MÊME AUTEUR

TRAITÉ

DES

[..]ADIES SECRÈTES ET CONTAGIEUSES

chez les deux sexes

[..]otre livre « *Le Médecin des Peuples* », étant [..]uvant être lu même par les enfants, il nous [..] impossible de parler de ces maladies avec [..]ail.

[..]lais tous ceux qui désireront avoir des re[..] [..]gnements complets sur ces terribles maladies [..]alheureusement si répandues), peuvent nous [..]ander notre livre intitulé le « *Traité des* [..]*ies secrètes* ».

Prix *franco* : 2 fr. 50

[..]nvoi sera fait discrètement.

[..]ès avoir décrit et même représenté par [..] [..]es, les diverses maladies secrète[..] [..]commandé un traitement [..] [..]ui n'a aucune influe[..] [..]mac, ni pour les i[..] [..] du livre, nous [..] [..]ites préci[..]

Imp. M. BOUSREZ
POITIERS
—
A. VACHER, Rep[t]
68, Boul[d] de la Villette
PARIS

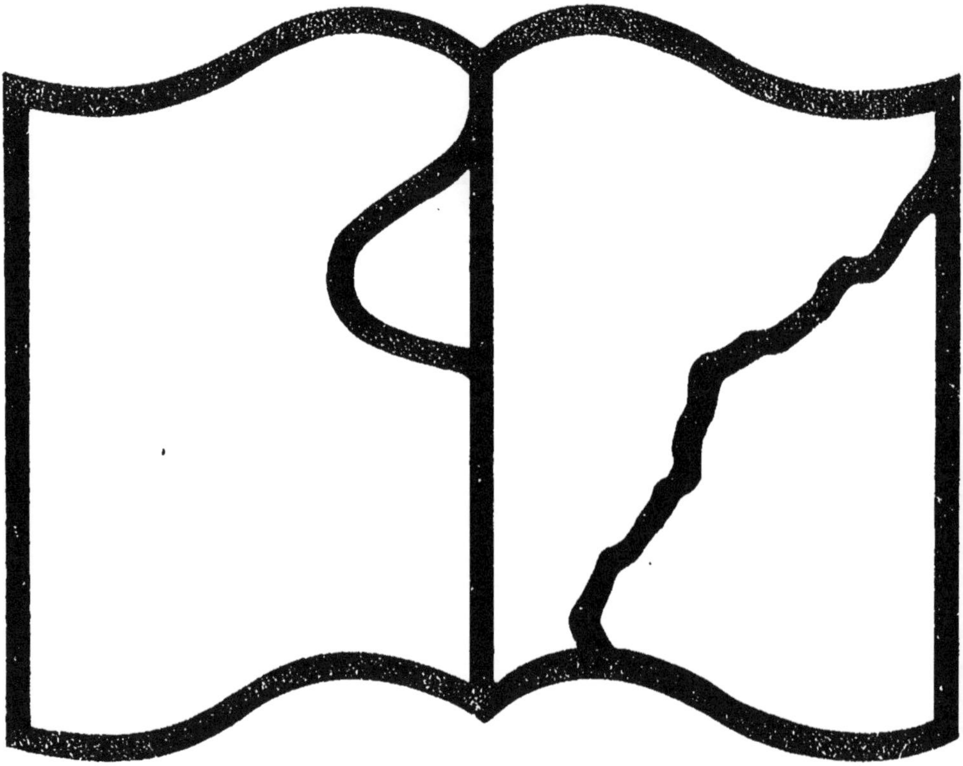

Texte détérioré – reliure défectueuse

NF Z 43-120-11

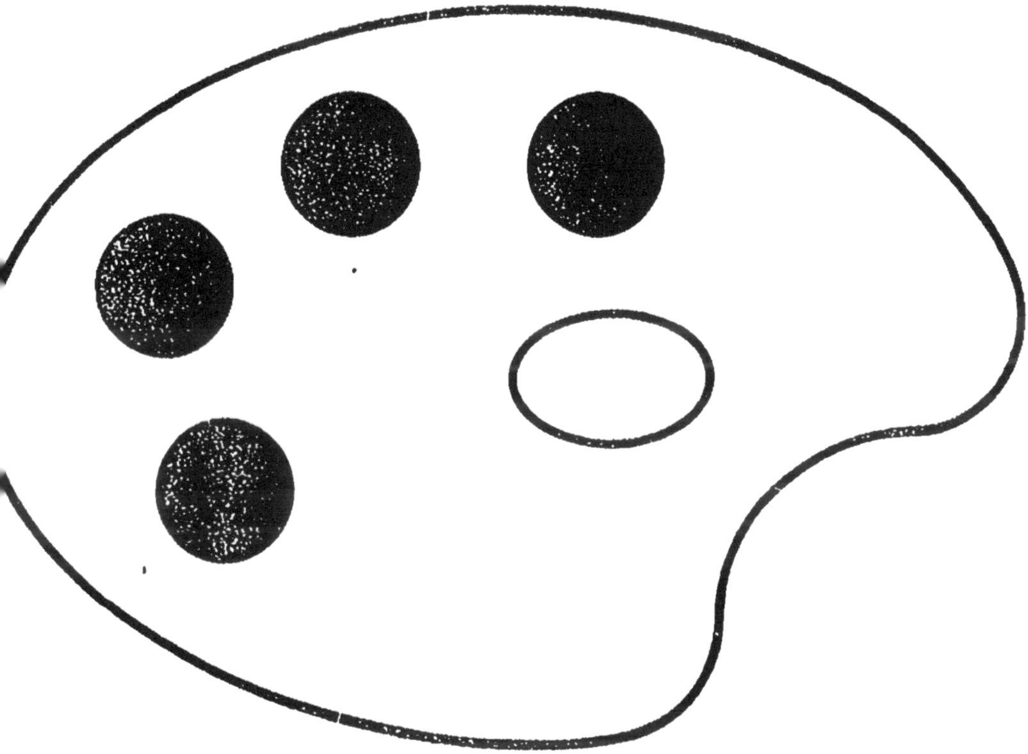

Original en couleur
NF Z 43-120-8

www.ingramcontent.com/pod-product-compliance
Ingram Content Group UK Ltd.
Pitfield, Milton Keynes, MK11 3LW, UK
UKHW031832260826
14628UKWH00001B/338

9 782012 873339